临床营养解决方案系列科普丛书

中老年营养解决方案

丛书主编　于　康

李　冉　于　康　　编著
项　艾　傅泽宇

中国协和医科大学出版社

图书在版编目（CIP）数据

中老年营养解决方案/李冉、于康、项艾、傅泽宇编．－北京：中国协和医科大学出版社，2004.12

（临床营养解决方案系列科普丛书/于康主编）

ISBN 7－81072－615－3

Ⅰ．中… Ⅱ．李… Ⅲ．①中年人－营养卫生 ②老年人－营养卫生 Ⅳ．R153.3

中国版本图书馆 CIP 数据核字（2004）第 122354 号

临床营养解决方案系列科普丛书

中老年营养解决方案

编　　者：李　冉　于　康　项　艾　傅泽宇
责任编辑：刘建春　孙　逾

出版发行：中国协和医科大学出版社
（北京东单三条九号　邮编 100730　电话 65260378）
网　　址：www.pumcp.com
经　　销：新华书店总店北京发行所
印　　刷：北京竺航印刷厂

开　　本：850×1168 毫米　1/32 开
印　　张：6.625
字　　数：130 千字
版　　次：2005 年 1 月第一版　　2005 年 1 月第一次印刷
印　　数：1—5000
定　　价：14.00 元

ISBN 7－81072－615－3/R·608

丛书前言

对营养学家而言，均衡膳食与合理营养的概念及重要性已毋庸多言。但对普通大众而言，营养认识上的误区和膳食摄取上的失衡，不仅无缩小和消失的迹象，相反，在科技高度发达、物质空前丰富的今天，却有不断产生并逐步扩大的趋势，由此产生的种种营养相关性疾病已成为威胁公共健康的重要问题。

众多严谨的营养学专业人士和相关学科的专家们在对此焦虑的同时，已充分意识到在全民中进行营养宣教的重要性和迫切性。一方面，他们借助各种大众传播媒介，包括讲座、书籍、报刊、杂志、广播、电视和互联网等，不断地将更多的营养知识和信息传授到更广泛的群体中；另一方面，他们正从不断涌现的浩如烟海的各类信息中，去伪存真，去粗取精，以使读者获得科学、正确的营养指导。多少年来，这种努力从未停歇。

这套科普丛书的出版，正是上述努力的一部分。

我们作为北京协和医院的营养医师，在每日的临床实践中，深切了解患者们对合理营养的迫切需求；深切了解他们需要什么，他们的困惑和误区是什么；深切了解如何才能使他们准确了解和掌握合理知识，排除和走出困惑和误区。我们曾编写过多部营养学科普专著，经常参加各类的营养宣教和咨询活动，受到广大患者的支持和肯定，我们也由此获得了较为丰富的科普宣教经验和技巧。此次，我们将运用简洁的行文、严谨的观点和翔实的内容，将一套涵盖临床营养诸领域的较为完整的科普教育丛书奉献给广大读者。我们可以负责任地讲，这套丛书所传播的是目前被医学界和营养学界所公认的科学的信息和知识，覆盖了广大读者所关心的临床营养的主要领域。特别要提及的是，其中包含着北京协和医院营养医师们多年临床实践的经验和体会，我们愿借这套丛书将这些经验和体会与广大读者分享。

我们有理由相信，这套科普丛书将以其严谨性、科学性和实用性，受到广大读者的关注。如果能因此使读者们获得更多的科学的营养知识，那么，我们为此付出的巨大的时间和精力将得到最欣慰的补偿。

最后，我们愿用这样一句话与广大读者共勉：

“愿我们都成为自己的营养医生，愿合理营养使我们的明天更美好！”

丛书主编：于　康

于北京协和医院营养科

本册前言

我们有理由为中老年营养投入更大的关注。这不仅因为中老年时期是各类营养相关性疾病（包括肥胖症、糖尿病、痛风症、肾脏疾病、部分癌症、骨质疏松症等）的高发时期；更因为中老年时期随着生理和心理的改变，其能量和营养素供给量标准具有众多的“特殊性”，如能量的供给较青年时期降低、要保证优质蛋白质的摄入量、脂肪数量和脂肪酸的构成比更需谨慎等等。这些，都使得中老年营养学研究变得极为活跃，研究成果层出不穷。

我们愿意借助这本小书，将营养学基础知识、中老年能量和营养素供给量标准、中老年各类常见疾病的饮食要求、延缓衰老的饮食模式等问题系统介绍给广大的中老年朋友，以期为他们的健康长寿提供有益的参考。

于　康

2004 年 10 月，于北京协和医院营养科

目　录

第一章　中老年年龄的划分及特点

第二章　中老年人为什么要特别讲究饮食营养

第三章　中老年人的营养需要

第四章　膳食宝塔中五大类食物的营养价值

第五章　中老年人应怎样选择食物

第六章　合理安排中老年人的饮食

第七章　中老年人的菜肴应怎样烹调

第八章　中老年人常见疾病的饮食治疗

第九章　关于中老年人修身养性的几点建议

附　录

第一章　中老年年龄的划分及特点

1. 人类的自然寿命

人类的寿命，因为个体的差异以及遗传、平日保健的不同，是长短不一的。排除掉这些因素的人类的寿命，叫做人类的自然寿命。

人类的自然寿命该有多长？国内外学者提出过不少算法。有人认为自然寿命的期限与生长期有关系。一般哺乳动物自然寿命是生长期的 5～7 倍。人的生长期是 20～25 年，所以，人的自然寿命应是 100～175 岁。还有人认为自然寿命的期限与性成熟期有关系。人的性成熟期在 14～15 岁，自然寿命应为它的 8～10 倍，计算为 110～150 岁。此外，还有人认为自然寿命与细胞分裂次数、分裂周期有关系。细胞分裂次数和细胞分裂周期相乘之积，就是自然寿命的数值。人类的细胞分裂次数是 50 次，平均每次分裂的周期是 2.4 年，人类的自然寿命应为 120 年左右。我国早在 2000 年前的“内经素问·上天真论”一文中已估计人的自然寿命为 100 岁。此文中说：“尽终其天年，度百岁而去。”由上可见，不论是近代科学推算，还是我国古书的记载，一个共同点就是确认人类的自然寿命，至少在百岁以上。如今，由于生活水平的提高以及医疗的突飞猛进的发展，使人类的寿命又进一步的延长了，近其天年的老年人是越来越多。

2. 关于中老年年龄段的划分

何谓中老年人，不同的国家有着不同的划分标准。从衰老的过程来看，老年期可以划分为三个阶段，即老年前期、老年期和长寿期。中年期一般指 45～59 岁。

目前我国的划分标准是：45～59 岁，老年前期（又称初老期）；60～89 岁，老年期；90 岁以上，长寿期；100 岁以上，百岁老人。1982 年联合国世界卫生组织（WHO）曾确认的中老年人界限为 60 岁以上。据报载，我国对中老年人的划分也已延至 60 岁以上，而 45～59 岁则为中年期，这不但合乎国情，也大大激发了中老年人的生活激情。最近，世界卫生组织对年龄的划分标准作出了新的规定：60～74 岁为年轻的老人；75～89 岁为中老年人；90 岁以上为长寿老人。

3. 中年人的生理特点

基础代谢：随年龄的增长细胞对激素反应下降，细胞代谢也下降。30 岁以后平均每年以 0.5% 的速度下降，女性比男性更低一些。

所谓基础代谢是人体处于清醒、神经肌肉完全安静、空腹、在室温 18～25℃ 的房间里静卧时，为维持体温、心跳、呼吸、肌肉紧张度而消耗的能量。

基础代谢随年龄增长而降低，但许多中年人仍保持年轻人代谢较高时的饮食习惯，甚至吃得更多，而活动量远低于青年人，结果热量转化为脂肪储存起来，造成发胖，由于发胖往往不愿多活动，导致进一步发胖，造成恶性循环，因此许多心血管疾病与其他中老年性疾病也将会接踵而来。

心血管系统

心脏：随年龄增长，中年人在安静时也会出现心率下降，心血管输出量比20岁年轻人减少20%～30%。活动时心率和心血管输出量的增加较年轻人少，活动静止后恢复时间也较长，故中年人的活动强度不及青年人。如过重体力负荷或高度精神紧张，往往导致心肌代谢、心肌耗氧量过度增加，冠状动脉血液供不应求，造成心律失常以至心脏突然停止搏动而猝死。

血管：随年龄增长，血管壁内钙、镁、磷的含量逐渐增高，脂质增多，使管壁弹性降低，对动脉压变化的缓冲能力下降，收缩压逐渐升高。

神经系统：中年人精神活动比较稳定，已建立的条件反射不易受活动影响，情绪刺激反应不像年轻人激烈，故能在各种条件下保持较稳定的工作效率。但由于中年人的神经传导速度随年龄的增长而降低，所以对外界的反应不及青年人快，对外界的适应力降低。中年人的机械记忆力下降，理解力及逻辑记忆力增强。

呼吸系统：人到中年，肺泡间质纤维量增加，肺弹性和可扩张能力下降，肺活量和最大通气量却减少。由于脊柱逐渐变形，胸廓前后径逐渐增大，胸廓活动亦渐受限制。所有这些变化都会使中年人在进行较为剧烈的活动时发生气喘。同时，呼吸道黏膜上皮开始萎缩，腺泡肥大，分泌亢进，分泌液粘稠，也使通气不畅。且中年人氧气通过呼吸膜的扩散能力不及年轻人，故中年人所能胜任的体力劳动强度也不及青年人。虽然呼吸系统结构和功能到中年发生一些退行性变化，但如能经常参加适当的体育锻炼和体力活动，就可能增加呼吸系统功能。

消化系统：中年人消化系统各组织器官开始萎缩，肝脏是重要的消化和代谢器官，随年龄的增长，肝脏重量和肝细胞数目逐渐减少，尤其到中年后期肝重量的减轻更显著，同时肝脏的血流量也减少，从而导致肝功能低下。胆汁分泌量减少。胰腺也减轻。因此各种酶的活性也随之下降，致使消化不良，易发生便秘。中年后期若保养不佳的话还可导致脱齿及味蕾萎缩、咀嚼无力、食管肌肉反射低下、吞咽失调等。

肌肉骨骼系统：中年人肌肉细胞内水分逐渐减少，而细胞间液逐渐增多，弹性降低。肌肉组织之间的纤维组织增生，使肌肉外观肥大，但效率降低，易疲劳。肌腱及韧带开始萎缩，收缩变硬，从而影响肌肉运动。

各种有机物质随年龄增长而减少，骨质易变脆，易骨折。

泌尿生殖系统

泌尿系统：中年人泌尿系统的功能随年龄增长而减弱。肾小球数量逐渐减少，其滤过率逐渐下降。肾脏浓缩尿液的能力开始衰退，尿液排出增多，夜尿增加。膀胱肌肉逐渐萎缩，排空能力减弱，残余尿增多，使膀胱经常处于过度膨胀状态，易使膀胱缺血，降低其抵御细菌能力而发生感染。

生殖系统：男性 40 岁以后，睾丸的功能开始减退，精子生成数量减少，男性激素分泌量减少。女性在 45～55 岁，平均 47 岁左右绝经，这阶段由于卵巢功能逐渐衰退，不能产生足够数量的雌性激素和孕激素而引起绝经，生殖器官慢慢萎缩、自主神经系统功能紊乱等一系列症状。

4. 中老年人生理退化的特征

衰老是人生不可避免的自然规律。人到中年以后，机体逐渐出现衰老退化的现象。到了老年，其退化有什么特征呢？

皮肤弹性显著减弱：这主要是由于皮肤结缔组织中所含骨胶原纤维减少的缘故，以至出现肌肉松弛，额上有皱纹。

心脏功能减退：中老年人动脉系统结缔组织弹性减弱后，又有新的胶原组织形成，所以往往使主动脉管壁变厚。60 岁以上的中老年人肌肉纤维体积缩小，而细胞核组织增大，这就使心脏的功能愈来愈减退，由心脏输出的血液也逐渐减少，因而产生心脏供血不足（这就是中老年人常常易发生心绞痛及冠心病的原因）。

胃功能减退：中老年人胃黏膜变薄，胃细胞功能降低，同时胃液中缺乏盐酸（胃酸），胃蛋白酶不易消化蛋白质，以至影响食物的消化。此外，也不能将胃内有害细菌及时杀灭，因此，对消化与健康都非常不利。

牙齿脱落：咀嚼能力不好，影响食物的消化与吸收。

头发脱落，指甲断裂：由于蛋白质的合成代谢减弱，影响组织的增生。

肺重量逐渐减轻：肺泡壁变薄，肺泡数减少，肺活量逐渐减少，呼吸肌肌力减退。由于呼吸和心血管功能的各种变化，都影响氧的供应，致使动脉含血量减少。所以，年龄愈大，氧的消耗愈下降，而氧的摄取量也在减少，因此，肺的工作量愈来愈降低。

泌尿系统常发生变化：年老以后，肾脏逐渐出现萎缩，肾单位的数量也逐渐减少，虽仍可使肾功能维持正常酸碱平衡，但如有感染时，易发生代谢性酸碱失衡和肾功能不全。此外，中老年人的膀胱肌萎缩，膀胱容量减少，常常发生尿频或尿失禁。

内分泌改变：如脑垂体、甲状腺、胰腺、肾上腺、性腺等，多数中老年人有退行性变化。甲状腺功能减低，基础代谢降低。由于胰腺功能减退，易发生糖尿病。肾上腺储备能力降低，应激功能减弱。性腺功能降低，女性子宫、卵巢萎缩，男性睾丸也萎缩。

免疫功能降低：随着年龄的增长，免疫功能逐渐降低，主要是细胞和抗体的功能减退，易发生肿瘤、血管损伤性疾病及各种感染等。

骨骼肌肉发生退行性改变：椎间盘萎缩，脊椎骨扁平，下肢弯曲，使身高缩短，一般女比男缩短得多。由于骨骼和肌肉等都发生退性行改变，中老年人不宜承担过重的体力负荷。

听觉器官逐渐衰退：内耳神经末梢也发生神经的退行性变化，常表现为耳鸣、耳聋。老年性耳聋常是双耳性的。先听不见高频率声音，后听不见讲话的声音。

5. 中老年人的心理变化特点

关于中老年人的心理变化特点，各位学者们都有自己的理论和见解。有人认为中老年人的心理变化特点，是种种退化象征和适应表情的衰落，中老年人渐增的是沉着和智慧。也有人认为中老年人的心理变化特点，是感觉能力逐渐减弱，存在着不同程度的意志衰退，如表情淡漠、懒散和怠倦等。也有人认为中老年人在心理方面的缺陷是迟缓、活力减弱、不注意个人举止，有时小气、多疑、说话喋喋不休、固执己见等。还有人认为中老年人观察力减弱，思考力减弱，思维过程紊乱，学习能力下降等。以上各种见解，所述的种种消极心理变化，精神病学者认为在65岁以上的老人中，只占极少的一部分。总之，只有很少一部分中老年人，才有这种消极心理变化。我们不应过分地强调其消极的一面，应可以看到其积极的一方面，而进行全面分析。心理学的研究结果指出，根本不存在什么因年老而造成的智力下降。实际上有一些智力是不受年龄影响的，有的中老年人在智力方面还有所改善。例如他们知识面广、实际判断能力强、经验丰富、语言也较熟练，因此在专业范围内的智力还是很强的。当然，有些智力功能耐老性是降低了，例如机械记忆力减退、注意力不大集中、敏捷度降低、推理能力不强等。但其逻辑记忆力有所增强，总体说来，不能认为人老了心理就要往消极方面变化，智力就要下降。有许多心智减弱或丧失，不一定与年龄老化有关。我们应排除这种一味的消极观念。

第二章　中老年人为什么要特别讲究饮食营养

1. 中老年人强调营养的重要性

中年人就已步入了衰老的阶段，关于衰老的原因，专家们有以下 3 种看法：①认为衰老是神经系统的退化，内分泌功能失调，是机体内环境的稳定失去平衡的结果；②认为衰老是由于身体内代谢废物的堆积，而自身中毒，或者是由于细胞蛋白质代谢紊乱、酶的活性改变所引起的；③认为衰老与遗传因子有关。

以上看法，仅仅说了一个内在的方面，还应该看到另一个外在的方面。那就是衰老与外界生活有关系。例如，中老年人生活上得不到照顾，饮食不够合理，饮食习惯不良，精神总处于紧张状态，心情不太舒畅，经常不锻炼，缺乏营养知识，长期睡眠休息不够，工作过度劳累，长年患有慢性病等，都可以导致衰老。其中最主要的因素，就是饮食营养问题。这一点，我国早在 2000 年前就有认识。那时的医书《黄帝内经·素问》指出：“五谷为养，五果为助，五畜为益，五菜为充”。这就是说，中老年人要得到合理的营养，就要吃多种多样的食物，谷、果、畜、菜缺一不可，而且要搭配适量，否则就要影响健康。合理营养的原则是要求营养素要全面、平衡，要“饮食以食，饥饱得中”。《素问》的观点，是符合这个原则的。我们是有悠悠5000年历史的文明古国，我们当今的人民继承了先人的优良传统，仍然遵循着尊敬中老年人的道德观念，中老年人受到全社会的关心和爱护，是理所当然的。而注重中老年人的饮食营养也就成为了尊敬中老年人的重中之重了，这是从最根本的中老年人的身体健康上来真正的做到关心他们、爱护他们。

一般说来，合理的饮食营养，可以为人体提供必需的、充足的营养素使遗传上的优点发挥，从而减慢衰老的进程；相反，不合理的饮食营养，不单使人体所需的营养素供给不足，影响身体健康，还能破坏机体的生物学过程，使免疫力减弱，加速衰老。这在生物科学领域或日常膳食学中，都有大量的事例可以证明。大多数中老年人的常见病和多发病，都不是一日之寒，他们往往是由于长期饮食营养供给不合理、生活习惯不正确所引起的。这些病常常在壮年期就已经萌芽了。人到中年以后，机体开始逐渐衰老退化，机体的活动量逐渐减少，代谢率降低，各系统器官的生理功能减退，特别是胃肠道功能及机体调节适应能力减弱，这样，代谢就容易受到膳食的质和量的影响而失调，增加了如高血压、动脉硬化、骨质疏松症和各种代谢障碍性常见病和慢性病的发病率。而中年以后的这种病症的出现，常常与壮年期不注意饮食营养有密切关系。壮年期的饮食营养之不当，和中老年期饮食营养不当一样，对正常代谢都是不利的。不过，在中老年期若饮食营养不当就会加快病理发展过程。所以想要防止早衰和老年性多发病常见病，应从中年时期就要注意营养；研究中老年人营养，除要研究适合中老年人代谢和健康需要的膳食营养及不同病理状态下的膳食营养外，还应包括研究青壮年时期的预防性的膳食营养，为我们下一步的营养治疗提供依据。

2. 中老年人有哪些生理特点与营养有关

合理的营养是养生益寿的一个必要条件。饮食与颐养有着密不可分的关系，自古以来早有认识。我国最早的一部医书《黄帝内经·素问》就说到饮食有节是长寿的要诀之一，而饮食不节则导致早衰。汉代名医张仲景所著的《金匮要略》说得更加直截了当："凡饮食滋味，以养于身，食之有妨，反能为害"。这说明对饮食重要性的认识早在古代人们就有所领悟了。

不论儿童、青壮年以及中老年人都需要合理的营养。但合理营养因年龄而异。对于青壮年来说是合理的饮食，不一定适用于中老年人，这是因为中老年人与青壮年在生理特点上不相同。

中老年人与青壮年相比有哪些特点呢？

最突出的是中老年人的生理功能减退。中老年人的基础代谢是人体处于清醒、神经肌肉完全安静、空腹、在室温18~25℃的房间里静卧时，为维持体温、心跳、呼吸、肌肉紧张度而消耗的能量。中老年人的基础代谢率就随年龄的增长而降低。

消化功能减退是中老年人的第二个特点，随着消化系统的各内脏平滑肌纤维、腺体的萎缩，胃黏膜的变薄，常出现消化系统疾病。根据美国的调查资料，全国人口中有8.6%患有胃肠道的慢性疾病，其中45岁以下的占4.6%，而年龄大于 65 岁者占 25%。还有，美国 65 岁中老年人有一半人牙齿已经脱落，直接影响消化功能。

第三个特点是中老年人常出现循环系统功能改变，这往往是由于血管硬化所致。膳食中过多的饱和脂肪、能量和胆固醇都可以促进动脉粥样硬化的发生；过高的食盐进食量则促使血压升高，它们均损害血管健康。心、脑血管疾病往往是中老年人主要的死亡原因。

第四个特点是中老年人吃的药物较多，其中很多药物会干扰身体对营养素的消化、吸收和排泄，还会影响人体内本身的正常代谢。中老年人很容易出现药物的副作用，70～79 岁的病人出现药物副作用的频率是 20～29 岁的青年人的 7 倍。

3. 膳食因素在养生益寿中所起的作用

养生益寿既是中老年人的愿望，也是儿孙对长辈的愿望，更是我们全体人民的愿望。长寿问题是一个综合性的问题，虽然我们目前已掌握了一些养生益寿的知识但其仍然有限，必须加强研究，但是有一点十分明确，长寿必须靠多方面的因素全面配合协调才能实现。这点是不容置疑的。

养生之道可以帮助我们通向长寿之路。

这里抄录了徐微所作《十叟长寿歌》仅供参考：

昔有行路人，海滨逢十叟，年皆百余岁，精神加倍有。诚心前拜求，何以得高寿？

一叟拈须曰：我弗嗜烟酒　　（戒烟忌酒）

二叟笑莞尔：淡泊甘蔬糗　　（清淡素食）

三叟整衣袖：服劳自动手　　（勤于劳动）
四叟柱木杖：安步当车久　　（以步当车）
五叟摩巨鼻：清气通窗牖　　（空气流通）
六叟抚赤颊：沐日令颜黝　　（沐浴日光）
七叟稳回旋：太极朝朝走　　（练太极拳）
八叟理短鬓：早起亦早休　　（早睡早起）
九叟颔首频：未作私利求　　（排除私念）
十叟轩双眉：坦坦无忧愁　　（开朗乐观）

善哉十叟辞，妙诀一一剖，若能遵以行，定卜登上寿。

这首诗说明了长寿是一个必须全面注意保养、锻炼的过程。一旦认识了养生之道，就要遵照科学的道理，从现在做起。长寿固然不可立致，但是可以力求的。宋代爱国诗人陆游的诗中说道：“世人个个学长年，不悟长年在目前。”这是很实在的。我们应从现在做起，从一点一滴注意。

通过以上所述我们可以看到要真正达到养生益寿的目的，不是单靠饮食营养就行的。世界上并没有长生不老的食物，如同世界上没有长生不老的药物一样。但是要提出的是膳食因素是基础，它在养生益寿中的作用是首屈一指的。

4. 中老年人也要懂一些营养知识

有些人认为，中老年人食欲好，能吃就是“福”。当然，胃口好，人体能得到足量的营养物质，这对保持中老年人的健康是很有作用的。但是这仅仅是一个方面。另一方面，吃得食物是否包括有各种营养素，搭配是否合理等，这也是必须考虑的问题。在这些问题上处理不当，即使胃口好，吃得多，也是难以保持中老年人的健康的。此外，有些中老年人偏食习惯严重。自己不擅选择营养合理的膳食，甚至吃不合生理需要的食物。属于上述情况的中老年人，其日常摄入的营养素不够，利用率也偏低，以至发生营养不良及营养缺乏症。还有一种情况，是中老年人的活动量减少，代谢率降低，热能代谢不平衡，体脂肪增加，饮食营养不能适应这些生理变化，就很容易引起代谢障碍，加速各种疾病的发生。由上可见，中老年人为了自身的健康，懂得一些营养学上的知识是非常必要的。如各种营养素对人体的功能，食物的营养成分，食物来源以及人体的适宜供给量，合理的烹调方法，如何避免加工烹调中各种营养素的损失，如何选择有利于自己的饮食等这些营养学方面的知识，都应该懂一些。只有懂得营养知识，才可了解自己的营养状况，注意自身的饮食摄入量。

第三章 中老年人的营养需要

1. 能量

中老年人基础代谢率降低及活动量减少，所需要能量供应也相应减少，当中老年人的进食量大于维持能量代谢平衡的需要用量时，会使体脂占体重百分比不断增加，形成超重和肥胖，衡量能量供给是否适当的最好方法是经常称重。

理想体重的计算公式是：理想体重（kg）= 身高（cm）－105

实际体重与理想体重相差 10% 以内为正常，超过标准 10%以上属超重，超过 20%属肥胖，相反低于理想体重 10%者属体重偏低，低于标准 20%者为消瘦。

流行病学调查资料表明，超重和消瘦的中老年人各种疾病发病率明显高于体重正常者。因此，中老年人应注意热量摄入量、控制体重在标准范围内。在控制总能量摄入的同时必须还要注意其他营养素的摄入要充足和平衡。食物中有脂肪、糖类、蛋白质产能营养素，每克产能分别为 9 千卡、4 千卡、4 千卡，控制能量摄入主要应控制脂肪与糖类食入量。我国推荐的中老年人每日的能量摄入量见表 3－1。

表 3－1　中国推荐的中老年人每日的能量摄入量（RNI）

性别	年龄	能量（千卡）		
		轻度劳动	中度劳动	重度劳动
男	50～	2300	2600	3100
	60～	1900	2200	
	70～	1900	2100	
	80～	1900		
女	50～	1900	2000	2200
	60～	1800	2000	
	70～	1700	1900	
	80～	1700		

中老年人食谱中应当配多少热量呢？这不能一概而论。第一，随着年龄增长，基础代谢率逐渐下降，所以热量的需要随年龄而下降，每增长 10 岁热量供给量应当递减 5%～10%。第二，老年人体力情况和活动程度相差很大，当然所需要提供的能量也不一样。

大体上可以这样说：除了参考上题的营养素供给标准之外，中老年人可以经常记录自己的体重，如果供给的热量不足，体重会下降；如果供给的热量过多，体重就会增加。

中老年人的食谱中不仅要注意总热量的需要量，还得注意热量来源的配比。根据科学计算，壮年人的平衡膳食中蛋白质、脂肪和碳水化合物的重量比应在 1∶1∶4 为宜，而中老年人的食谱中应当减少脂肪和碳水化合物的供给量，以 1∶0.7～0.8∶3～3.5 的比例为较佳。

总之，对中老年人的能量需要来说，一要提供人体能量消耗的需要；二要保证获得足量的蛋白质；三要预防能量供给过多，防止糖类代谢失调（如糖尿病）和脂肪堆积（肥胖病）。所以，合理的配比显得特别重要。

营养成分的主要功能见表3－2。

表3－2　营养成分的主要功能

营养素	主要功用	食物来源	缺乏症状
蛋白质 Protein	构成身体组织必需的物质;构成机体组织中酶、抗体、激素与其他调节生理功能的物质,促进生长发育,供给热量	瘦肉、鸡蛋、豆类食物、豆制品	生长发育迟缓,体重减轻,容易疲劳,对疾病抵抗力降低,创伤、骨折不易愈合,病后恢复健康迟缓,营养性水肿
脂肪 Fat	供给热量,供给必需脂肪酸,促进脂溶性维生素的吸收,增加膳食的可口感、饱腹感	植物油、动物油脂、肥肉	必需脂肪酸缺乏病,脂溶性维生素缺乏病
胆固醇 Cholesterol	人体内的必需物质,维持人的脊髓、脑、神经细胞、肝、肾、皮肤的正常功能,胆固醇还有破坏肿瘤细胞和其他有害物质的作用	动物脂肪、蛋黄、虾蟹、肝脏,除来自食物外,人体自身能够合成一部分胆固醇	胆固醇缺乏可引起某些激素(如性激素、维生素D等)合成障碍
食物纤维 Dietary Fiber	刺激消化液分泌和肠蠕动,并将体内一些有害物质排出,影响脂质代谢,降低血清胆固醇含量,预防心血管疾病、糖尿病	粗粮、豆类、蔬菜、水果	便秘 可能引起肠道癌,心血管疾病

续 表

营养素	主要功用	食物来源	缺乏症状
碳水化合物 Carbohydrate	供给热量。帮助脂肪在体内燃烧，帮助机体本身蛋白质在体内的合成	谷类食物、薯类食物、根茎类食物如土豆	生长发育迟缓，体重减轻；容易疲劳
维生素A（视黄醇）Vitamin A（Retinol）	维持上皮细胞组织的健康如皮肤及呼吸道，消化道与泌尿道的黏膜，正常视力，增加对感染与其他疾病的抵抗力	动物肝脏与其他内脏、菠菜、其他绿叶蔬菜、胡萝卜	夜盲症，角膜软化甚至失明，容易发生呼吸道疾病，皮肤干燥与角化症，容易发生传染病，容易发生肿瘤
维生素 B_1（硫胺素）VitaminB_1（Thiamin）	促进食欲，促进生长，促进碳水化合物的代谢；防止神经炎，防止脚气病	各种杂粮、谷类尤其是粗粮、酵母、葵花子、豆类特别是大豆	神经炎、脚气病、心脏扩大、肌肉萎缩、食欲不振、体重减轻
维生素 B_2（核黄素）VitaminB_2（Riboflavin）	促进蛋白质、脂肪与碳水化合物的代谢；为生长所必需，维持健康	动物内脏、禽蛋、牛奶、酵母、甘蓝、葵花子	口角溃疡、唇炎、舌炎、溢脂性皮炎、角膜炎、阴囊炎、视觉疲劳
烟酸 Niacin	促进碳水化合物、脂肪与氨基酸的代谢，降低血胆固醇，维持皮肤与神经的健康	禽类、鱼类、花生、葵花子	舌炎、皮炎、癞皮病、食欲不振、消化不良、腹泻、头痛、记忆力减退、痴呆
维生素 B_6 Vitamin B_6	产生抗体，调节中枢神经系统，维持皮肤健康	麦芽、酵母、西红柿、香蕉、花生、葵花子	贫血、体重丢失、胃痛、呕吐、抑郁、神经质、四肢麻木或疼痛
维生素 B_{12} Vitamin	B_{12}生长正常，维持神经系统健康，促进血细胞的生成与健康	动物内脏、水产品、肉类	恶性贫血、神经退化、舌、口腔、消化道黏膜炎症

续 表

营养素	主要功用	食物来源	缺乏症状
叶酸 Folate	形成新的血细胞，对生长迅速的组织如骨髓，消化道内膜有作用	菠菜、甘蓝、芦笋、麦芽、柑橘、动物肝	贫血
泛酸 Pantothenic acid	促进肾上腺的功能，将脂肪与葡萄糖转变为热能	酵母、大麦、动物肝、禽蛋、大豆、花生、芝麻	消化道功能障碍、疲劳、软弱、运动共济失调
维生素 C (抗坏血酸) Vitamin C (Ascorbic acid)	形成牙齿与骨骼所必需，骨折后的愈合，外伤与烧伤的愈合，增加对疾病与传染病的抵抗力	绿叶蔬菜、豆芽、水果尤其是柑橘类、土豆	坏血病、齿龈肿胀、流血、骨骼脆弱、坏死、毛细管变脆、皮下出血
维生素 D Vitamin D	促进钙和磷的吸收，调节钙和磷的正常代谢，促进牙齿和骨骼的正常生长	户外的阳光照射、鱼肝油、蛋、鱼类、牛奶	儿童佝偻病，成人骨质软化病，中老年人骨质疏松病
维生素 E Vitamin E	维持心肌与骨骼肌的健康，可能能延缓老年化的进程；防止空气污染有一定的效果	植物油、麦芽、全麦、杏仁、花生、葵花子	红细胞被破坏
维生素 K Vitamin K	维持凝血酶原与凝血因子的活力	绿叶蔬菜、肠道细菌合成	凝血酶原和凝血因子的降低，容易出血
钙 Calcium	构成骨骼牙齿的主要成分，帮助血液凝结，帮助体内某些酶活化；维持神经传导，调节心率，促进铁代谢	牛奶与奶制品、鱼类、大豆与豆制品、杏仁、酵母	骨骼牙齿发育不正常、佝偻病、骨质软化症、骨质疏松症、凝血机制障碍、肌肉痉挛(抽筋)

续表

营养素	主要功用	食物来源	缺乏症状
磷 Phosphorus	构成骨骼牙齿的主要成分,细胞核蛋白的主要成分;体内所有的代谢反应都需要磷	肉类、干果类、粗粮	一般不易缺乏,牙齿、骨骼发育不正常,佝偻病、骨质软化症
铁 Iron	构成血红蛋白、肌红蛋白、细胞色素和其他酶的主要成分	动物内脏、肉类、蛋类、绿叶蔬菜、豆类、干果类	缺铁性贫血,容易疲劳、头痛、对疾病的抵抗力降低
钾 Potassium	维持体内的水平衡,酸碱平衡与渗透压,加强肌肉的兴奋性,维持心跳节律,参与蛋白质、碳水化合物与热能代谢	苹果、杏、香蕉、柑橘、西红柿、牛肉、鸡、鱼、酵母、土豆、芝麻、葵花子	倦怠、肌肉无力、嗜睡,严重缺乏时发生麻痹,心律失常与代谢性碱中毒
钠 Sodium	维持体内的水平衡,渗透压与酸碱平衡,加强肌肉的兴奋性	食盐、咸菜、腌制食品	不易发生缺乏,严重时可发生虚脱、昏迷
镁 Magnesium	激活体内多种酶,抑制神经的兴奋性;参与体内蛋白质合成,肌肉收缩与体温调节;维持心脏、脑、肾、肝与其他器官的健康	绿叶蔬菜、糖蜜、果仁、大豆与其他豆类	神经反射亢进或减退,肌肉振颤,手足抽搐,心动过速,心律不齐,情绪激动,不安
铜 Copper	催化血红蛋白的合成;维持神经纤维的健康;为血铜蛋白、肝铜蛋白、脑铜蛋白的主要成分	杏仁、豆类、动物肝脏、水产、粗粮、核桃	贫血,中性白细胞减少,生长迟缓,情绪易激动
铬 Chromium	激活胰岛素	啤酒、酵母、黑胡椒、蘑菇	葡萄糖耐量异常

续　表

营养素	主要功用	食物来源	缺乏症状
锌 Zinc	活化含锌金属酶;维持皮肤健康;促进伤口愈合;维持血维生素A的正常水平	牛肉、乳酪、蛋、豆类、鱼、果仁、麦芽、粗粮	生长迟缓;少年期性腺不发育;味觉降低或异常
碘 Iodine	构成甲状腺素的重要成分;调节甲状腺的功能	海产品、特别是海带	单纯性甲状腺肿;儿童克汀病,表现为生长迟缓,智力低下或痴呆
锰 Manganese	活化硫酸软骨素合成的酶系统,促进生长,促进成骨作用	果仁、粗粮	人体不可能缺乏
硒 Selenium	构成谷胱甘肽过氧化合酶的成分;参与辅酶Q与辅酶A的合成;保护细胞被氧化	麦麸、大蒜、洋葱、麦芽、金枪鱼	与心肌坏死有关,与某些肿瘤有关
氟 Fluoride	牙齿与骨骼的成分	茶叶、啤酒酵母、花粉	

2. 蛋白质

一般认为中老年人体氮含量减少，体内蛋白质的合成量低于青年人。以每天每公斤体重计蛋白质的合成率相当于青年人的63%，且中老年人的消化吸收率差，所以中老年人更应注意补充蛋白，每日摄入量为每公斤体重1.27克，应占能量的15%。蛋白质供给不足可造成机体负氮平衡，肌组织退化，酶活性降低，内分泌调节功能下降，对疾病抵抗力降低，体重减轻，疲劳无力，易患贫血，创伤、骨折不易愈合。但其摄入过多可造成肾脏负担，代谢所生成胺、酮体等累积过多，使机体中毒，导致衰老。因此，要合理摄入蛋白质的量并增加优质蛋白质的摄入量。优质蛋白质来自于动物性食品和豆类食品，使之有利于吸收和利用。近来发现大豆中含有异黄酮，对中老年人的预防心脑血管疾病更为适宜。

3．碳水化合物

中老年人对碳水化合物的利用率降低，糖耐量能力也降低，血糖调节作用减弱，过多的摄入碳水化合物，在体内可转化为甘油三酯，特别是单糖，如葡萄糖、蔗糖更易引起高脂血症和高胆固醇血症，还可诱发心肌缺血，心血管疾病和糖尿病。但如过少，导致热量不足，人体消瘦无力，也可能由于脂肪分解不全引起酮症酸中毒，故中老年人糖类供给量以占总量55%～65%为宜。其中单糖应少于10%。以淀粉为主，淀粉在体内缓慢分解吸收，不会引起血糖急剧升高，还能促进肠道中胆酸和胆固醇排泄。

4．脂肪

脂肪对中老年人营养有一定意义，适当的脂肪供给可改善食品风味，促进脂溶性维生素的吸收，供给机体必须脂肪酸。但不宜过多，尤其是动物脂肪，高脂肪饮食易引起中老年性疾病，如高血脂症、动脉粥样硬化、冠心病等，脂肪摄入量亦与结肠癌，乳腺癌、前列腺癌、胰腺癌的死亡率成正比，因此中老年人脂肪摄入量一般不超过总能量的20%为宜，男性每日约30～50克，女性为30克左右。对体力活动强度较大者可适当增加，但也不要超过总能量的30%。食物油的选择应尽量少用含饱和脂肪酸多的动物油脂，而食用含不饱和脂肪酸多的植物油。建议食用一些含单不饱和脂肪酸的橄榄油。中老年人还应少食用含胆固醇过高的食品，如脑、肾、肝、鱼子、蛋黄、蟹黄、鹌鹑蛋等。每日膳食胆固醇以不超过300毫克为宜。

5. 无机盐

钙　中老年人常因胃酸分泌减少，胃肠功能减退，合成维生素D的能力减弱，从而影响到钙的吸收。加上体内代谢过程中对钙的储存和利用能力下降，常发生钙负平衡。随年龄的增长，骨组织的重量逐渐减轻，大约每10年男性骨质减少4%，女性减少8%～10%，故中老年人易发生骨质疏松，并易骨折。因此，中老年人应供给大量钙质，应摄入含钙丰富的食品，如牛奶、大豆、豆制品、芝麻酱、木耳、海带等，并经常晒太阳，以促进钙的吸收利用，必要时还可口服钙强化剂和维生素D制剂。

铁　中老年人对铁的吸收能力逐年下降，铁储存降低，易发生缺铁性贫血。食物中铁的吸收率很低，仅为10%，铁的吸收利用与维生素C、B_2和叶酸有关，维生素C、B_2和叶酸充足时，吸收利用率高，故在治疗中老年人贫血时，应同时补充维生素C、B_2和叶酸。含铁丰富的食物有大豆及其制品，黑豆、豌豆、芥菜、香菜、桂圆、禽畜肝、肾、黑木耳、虾子、芝麻酱等。

锌　锌具有抗氧化作用，保护细胞膜结构和功能，推迟细胞衰老过程，延长细胞寿命，可提高免疫功能。减少传染病发生，并使体内性激素分泌正常。许多常见老年病，如急慢性肺炎、气管炎、肾炎、心肌梗死、肿瘤、肠道疾患及长期饮酒者均可使血锌下降。中老年人缺锌主要症状是味觉减退、食欲下降、免疫功能下降以及精神异常，故中老年人注意膳食锌的补充，含锌量较丰富的食物有瘦肉、鱼类、豆类及小麦，尤其是麸片中含量较高。

钠　主要来自食盐，一般不缺乏，但钠摄入过多，导致循环血量增加，易诱发高血压、心脏病及水肿，故中老年人应控制食盐摄入，每天小于 6 克，高血压、冠心病患者以 5 克以下为宜。

硒　硒与心肌代谢及防癌抗衰老有关，硒有抑制癌基因表达的作用，硒是谷胱甘肽过氧化物酶的组分，同维生素 E 协作保护细胞膜免受氧化作用的损害，清除代谢产生的自由基，这些自由基可促进细胞癌变。缺硒会引起心肌损害及使某些肿瘤的发病率增加。硒充足具有防癌、防复发的作用。故中老年人要重视硒的补给，含硒较丰富的食物有动物内脏、海产品、瘦肉等。

6. 维生素

中老年人的生理功能下降，特别是抗氧化功能和免疫功能的下降，因此维持充足的维生素是十分重要的。人体老化的种种表现似乎与维生素缺乏有类似的表现。

维生素 A 能维持上皮组织健康，增强抗病能力，具有抗癌作用，维生素 A 和胡萝卜素摄入量充足可降低肺癌发生。对中老年人保持健康十分重要，由于富含维生素 A 的食品如肝、蛋黄、奶油等，同时富含胆固醇，为了解决这一矛盾，可选择含有胡萝卜素的黄色或绿色蔬菜。中老年人每日维生素 A 的供给量为 800 微克。

维生素 D 可促进钙、磷的吸收，提高血钙和血磷的含量，从而使骨质钙化，所以维生素 D 的补充有利于防止中老年人的骨质疏松症。中老年人适当增加一些户外光照时间，一般不会缺乏维生素 D；如户外活动较少或卧床得不到阳光照晒，可用食物或药物补充。口服维生素 D 制剂者，须当心因体内排泄较慢，易发生蓄积中毒，使皮肤苍白、便秘腹泻交替出现，发热及骨化过度，钙沉积在心肌、肺、肾内，可导致血压升高以及肾功能减退。

维生素 E 是一种天然的脂溶性抗氧化剂，能防止多不饱和脂肪酸氧化，预防体内过氧化物的生成，且能改善皮肤的弹性，推迟性腺萎缩的发展，有延缓衰老的作用，还具有降低血胆固醇浓度，抑制动脉粥样硬化发展，增强机体免疫功能，具有抗癌功能。我国规定中老年人维生素 E 每日供给量标准为 12 毫克。各种植物油是其最好的来源。口服维生素 E 制剂，每日剂量小于 300 毫克，对大多数人来说是安全的。

水溶性维生素中有许多是构成体内生化代谢的辅酶，在调节代谢推迟衰老过程具有极其重要作用，维生素 B_1 缺乏可发生多发性神经炎为特征的脚气病。维生素 B_2 缺乏可引起口炎、唇炎、舌炎。尼克酸缺乏可发生癞皮病，出现肌肉震颤。维生素 C 是水溶性抗氧化剂，增强机体免疫力，具有防癌作用。维生素 C 和维生素 B_6 对保护血管的完整性，改善脂质代谢和预防动脉粥样硬化有良好作用。维生素 B_6 还能提高硒的生物利用率。叶酸和维生素 B_{12} 能促进红细胞的生成对防止中老年性贫血有利。叶酸有利于肠胃黏膜正常生长，有利于预防消化道肿瘤。

7．膳食纤维

适量摄入糖类中不能被人体消化吸收的膳食纤维，每日 20～35 克，膳食纤维对中老年人具有重要作用。因为中老年人消化系统功能减弱，平滑肌紧张性降低，蠕动缓慢，易发生便秘。适量膳食纤维摄入可刺激肠道蠕动，能有效防治中老年性便秘，还可降血脂，预防胆石症，结肠癌、乳腺癌以及降血糖等功效。膳食纤维的主要来源为新鲜蔬菜，每天需要 500 克左右。

8．水

水是维持生命的基本物质。人体进行新陈代谢的过程实质上是一系列复杂的、相互关联的生物物理和生化反应的过程，而且主要是在细胞内进行的。这些反应过程都离不开水。体内水的容量和分布以及溶解于水中的电解质浓度都由人体的调节功能加以控制，使细胞内和细胞外体液的容量、电解质浓度、渗透压等能够经常维持在一定的范围内。水的每天需要量在 2000～3000 毫升。

第四章 膳食宝塔中五大类食物的营养价值

我国 5000 年前的医书——《黄帝内经》中就指出“五谷为养，五菜为充，五畜为益，五果为助”的膳食结构。如今，我们把它进一步的划分出来并提出了膳食宝塔的概念，概述如下（图 4－1）：

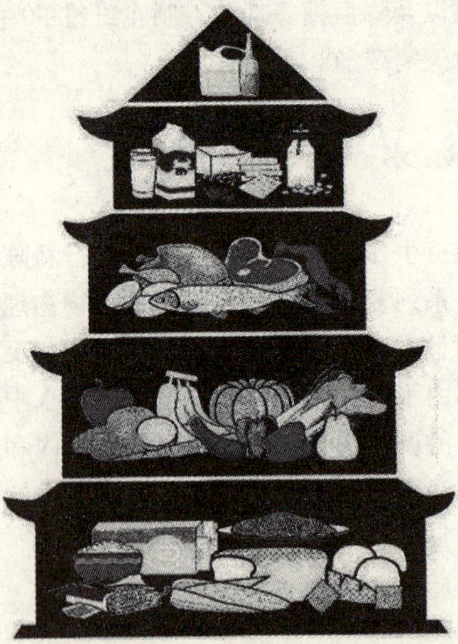

图 4－1 平衡膳食宝塔

1. 谷类

谷类食物位居宝塔的基层，所占面积最大，地位最重，每人每天应吃 300～500 克的谷类。谷类的主要成分是淀粉，也含有一定的蛋白质。它是日常生活中不可缺少的食物。我国人民膳食的热量，约 70%～80%左右来自于谷类食物（小麦、大米、玉米、小米、高粱等）。谷类供给人体的蛋白质，约占每日膳食中蛋白质的 50%。但谷类蛋白构成中，氨基酸不完全，其生理价值不如动物性蛋白质好。

所有谷类在营养方面最大的贡献就是为我们提供日常生活中最基本的能量需要。碳水化合物为人体提供能量，是最主要的营养素。谷类营养素的主要物质以淀粉为主。淀粉与脂肪、蛋白质相比是最容易消化的，因为淀粉在口腔中唾液淀粉酶的作用下就开始消化了，在胃里没有与胃酸接触之前食团仍然进行着唾液消化，到了肠道还有胰淀粉酶和肠双糖酶的作用进行彻底消化。中老年人的膳食中以淀粉为主要的能量来源是十分合乎营养要求的。

谷类食物在营养方面的另一大贡献是为我们提供日常生活中最基本的蛋白质，谷类食物的蛋白质含量在 10%左右。谷类的蛋白质中，氨基酸组成有一个带普遍性的特点，就是赖氨酸的含量较低。而在我国膳食中还有一个特点就是豆类制品特别多，豆类制品的蛋白质中赖氨酸含量较多，可以弥补谷类的不足。这就是蛋白质的互补作用。因此，以谷类为主食，豆制品为副食，再配以新鲜蔬菜便构成了我国多数中老年人合适的、符合于传统习惯的膳食组成。在中老年人的膳食中因对赖氨酸含量的需要降低所以谷物蛋白质的这一缺陷并不似青少年膳食那样明显。

此外，谷类食物还提供很多维生素和矿物质，特别是维生素 B_1 往往主要来源于谷物。所有这些都是谷类食物在营养上的共同点。

各种谷类的蛋白质中氨基酸的组成有很大的差别，现将每百克粮食中色氨酸、蛋氨酸、赖氨酸和胱氨酸的含量列于表 4－1。

表 4－1　一些粮食中四种氨基酸的含量

（每 100 克中含量，单位：毫克）

粮　食	色氨酸	蛋氨酸	赖氨酸	胱氨酸
粳　米	122	125	255	（缺数据）
糯　米	88	146	233	159
小麦粉	122	151	262	272
小　米	202	309	229	170
玉　米	65	153	308	201
高粱米	105	180	232	197

成人对这四种氨基酸的估计需要量为色氨酸 3.5 毫克，赖氨酸 12 毫克，蛋氨酸加胱氨酸 13 毫克（据 1983 年世界卫生组织和世界粮农组织，按每天每公斤体重计）。由此可知，对于中老年人来说，以谷类为主食时，在补充赖氨酸的同时适当补充蛋类等含色氨酸、蛋氨酸较为丰富的副食在改善蛋白质营养上是有益的。

此外，谷物的加工对营养素含量的影响也很大。谷物的蛋白质和维生素主要分布在外皮和胚芽中，精白米和面的蛋白质和维生素含量都比较少。所以，谷类的食用应注重粗精搭配。

2. 蔬菜水果类

蔬菜、水果在膳食中占有重要的地位。它们可提供人体所需的维生素及矿物质。绿色蔬菜、水果中大多含丰富的维生素 C、胡萝卜素和钙、铁、钾等，它们有利于维持机体内的酸碱平衡。蔬菜、水果中还含有膳食纤维，能促进正常蠕动，有利于排便；能阻止或减少胆固醇的吸收，有利于增加肝脏的活力和抑制动脉粥样硬化的发生和发展。新鲜蔬菜一向是我国城乡人民最主要的副食品，品种繁多，大体上包括叶菜类（大白菜、油菜、菠菜等），根茎类（萝卜、芋头、竹笋、马铃薯等），豆荚类（毛豆、豌豆等），瓜果类（冬瓜、丝瓜、茄子、辣椒等），花菜类（菜花、黄花菜、菜苔等）五大类。蔬菜提供人体的营养素很多，特别是维生素 C、胡萝卜素。此外还有维生素 B_2、叶酸、钙、磷、铁、钾以及品质较好的蛋白质。

除一般营养成分外，蔬菜中含有多量的粗纤维。它虽不能被人体吸收，但刺激消化道蠕动和构成粪便容量，促进大便通畅。欧美国家的居民曾经一度食精细食物较多，造成心血管疾病、大肠癌等的发病率增高，因此近年来十分强调蔬菜的重要性，大力提倡多吃蔬菜。我国人民特别是城市居民近年来也有蔬菜吃得少的倾向。根据营养调查的资料，由于中老年人吃蔬菜的量太少，以致造成维生素 C 和维生素 A 的严重不足。因为在我国人民的膳食中水果的量较少，蔬菜几乎成为维生素 C 和胡萝卜素的惟一来源。如果不引起重视，中老年人的健康水平将大受影响。而水果它的营养特点与新鲜蔬菜相似，都是维生素和矿物质的重实来源。水果不同于蔬菜的地方是无需烹调就可以生吃因此维生素损失少。水果中含有柠檬酸、酒石酸、苹果酸等多种有机酸，有利于营养素的吸收。所以应建议每人每日食400～500克蔬菜和100～200克水果。

3. 鱼、禽、肉和蛋等动物性食物

这些动物性食物的营养价值相似，他们均可提供优质蛋白、脂肪、无机盐和维生素，且都较易消化。①鱼、禽、肉、蛋等动物性食物的蛋白质好：鱼肉、禽畜肉的蛋白质含量约15%～25%，由于进化上更接近于人类的关系，动物肉中的蛋白质较植物性的蛋白质质量更好一些，吸收利用率较高。鱼肉、蛋类较细嫩，不需要多咀嚼就可以细碎，这对于中老年人来说十分有利，细碎了的食物消化利用率也高；②鱼、禽、肉、蛋等动物性食物的脂肪好：鱼、禽肉的脂肪含量，可达10%左右，其中多不饱和脂肪酸如亚油酸等的含量比很多植物油高。蛋类的脂肪量及胆固醇含量较高，应加以限制。此外，鱼类的脂肪中含有多量的磷脂，在水中容易乳化分散，相比之下利于消化；③鱼、禽、肉、蛋等动物性食物的矿物质好：在瘦肉中含较丰富的血红素铁，容易被人体吸收，吸收率是植物中铁的12倍，而且还可促进植物中铁的吸收。鱼肉中矿物质的含量约1%～2%，其中磷和钾的含量较多，钙是中老年人普遍容易缺乏的营养素，在鱼肉中钙的含量较丰富。蛋类也是钙的良好来源；④鱼、禽、肉、蛋等动物性

食物中维生素多：在鱼、肉、禽、蛋里含有大量的主要是B族维生素和水溶性维生素，脂溶性维生素在鱼肝中含有。瘦肉及内脏中含丰富的B族维生素、烟酸及维生素A。

建议每人每日应吃鱼虾类50克，畜禽类50~100克，蛋类25~50克。但若有高血压、心血管等疾病的中老年人应适量食用。

4. 奶类、豆类

奶类所含的营养比较完全。含有多种营养素，尤其是大量的蛋白质，必需氨基酸，它的生理价值很高，消化率也高。它还含有易于人体吸收的钙质。牛奶的脂肪成极小的脂肪球，易消化。牛奶脂肪内含有必需脂肪酸和卵磷脂，并含有脂溶性维生素A、维生素B等，还含有钙、磷、钾等矿物质它们能起到保护人体器官功能与调节代谢的作用。奶中的糖是乳糖，含量在5%左右，乳糖在人的肠道内可助长乳酸菌的生长繁殖，改变肠道细菌的分布状况，是腐败细菌受到抑制而减少，从而防治某些肠道疾病(腹泻、消化不良等)。因此，有人称奶为“长寿的饮料”，豆类的营养价值也很高，其中大豆的营养成分最好，其氨基酸与人体需要的相似，且富含赖氨酸。

建议每人每天奶类食用250克，豆类食用50克。

5. 油脂类

油脂类处于塔尖，虽然意味着是在膳食中所占比重最轻的一类食物，但也有它的营养价值。油脂的主要成分是脂肪。若人体缺少脂肪，就会使人体缺乏几种维生素，如：A、D、E 等。脂肪可以提供热能；是构成组织的主要物质；还为人体提供必需脂肪酸；充当脂溶性维生素的溶剂；节省蛋白质。这些都是脂肪的主要功能。但一定要掌握好脂肪的量，不可摄入过多，建议每人每日不应超过20 克。

6. 美国中老年食物金字塔

美国中老年食物金字塔：①由于老年热能需要减低(建议 1600 千卡)，食物总量也相应减少，所以，易选择高营养密度的食品。如乳类、蛋类、强化叶酸的面粉等强化营养素的食品；②蛋白质的需要量建议每公斤体重每天 1~1.2 克，推荐低脂优质蛋白的食物，牛肉、鸡肉、鱼肉首选；③建议用豆类、谷类、蔬菜代替肉类供给蛋白质，有助于降低饱和脂肪酸和胆固醇的摄入，并增加膳食纤维的摄入；④脂肪总量占总热能要低于 30%，饱和脂肪总量占总热能要低于 10%，胆固醇的供给量低于 300 毫克/克。高脂血症者，饱和脂肪总量占总热量要低于 7%，胆固醇的供给量低于 200 毫克/日。提倡有条件的家庭不妨吃一些橄榄油，适当提高单不饱和脂肪酸摄入量；⑤乳类以低质乳制品为佳，建议主要用多种植物油，保证必需脂肪酸的摄入量充足。少吃煎炸食品；⑥建议每日膳食纤维大于 20 克，推荐全谷类、薯类、豆类、水果、蔬菜以增加膳食纤维的摄入。蔬菜以深绿色和橘黄色的为佳，水果也是黄、橘黄、红色的好；⑦减少精制糖及甜食的摄入，尤其是甘油三酯和低密度脂蛋白高的患者。建议食用全果而非果汁，果汁、饮料或罐头水果含糖太多，不宜食用；⑧钙和维生素D的需要量增大。原因是，中老年人户外活动少，维生素D合成不足，影响钙吸收；有人因乳糖不耐症而少喝奶，致钙摄入不足，故应将钙和维生素D作为膳食额外补充；⑨水分对中老年人十分重要，因为中老年人口渴感不灵敏。所以易缺水，而缺水会引起便秘和体内稳态失调，故每日应饮用2升水；⑩为了防治高血压，应更严格控制食盐摄入量，建议每日食用盐小于6克；⑪饮酒限量，中老年人尽量少饮或不饮酒。严禁吸烟。

说法不一的胆固醇

胆固醇有用吗？这个问题的答案往往是不一的。在中老年人中很怕提到胆固醇。因为血清胆固醇增加时，动脉粥样硬化和冠心病的危险度也就随之增加了。但是身体内为什么要有胆固醇呢？

每个细胞都含有胆固醇，它存在于细胞的各种膜结构中，嵌在磷脂双层之间，使这种膜结构富有流动性。这样才能够切实发挥细胞膜结构的各种生理功能。如果细胞膜结构变硬，即流动性减弱，就表示细胞开始老化了。

在神经系统中胆固醇又起着对神经纤维的兴奋传导的保证作用。动物的脑髓和脊髓（神经中枢）为什么含有胆固醇特别多，显然是它们的生理功能所需要。

胆固醇作为身体的结构成分之外，还是合成许多重要物质的原料。胆固醇在体内合成下列物质。

(1) 胆汁酸盐　它是胆汁的主要成分，帮助脂肪的消化吸收。

（2）7 脱氢胆固醇→维生素 D_3　它是管理体内钙磷代谢、骨骼健全的重要维生素。

（3）类固醇激素　包括：①肾上腺皮质激素：是管理体内新陈代谢，钠、钾代谢，应激反应等的主要激素；②性激素（雄激素、雌激素、孕激素）：是管理性器官和第二性征的发育、月经周期、全身新陈代谢的主要激素。

由此可见，胆固醇决非无用、多余、甚至有害之物，而是人体必需的成分。在这我们就可以给说法不一的胆固醇一个说法了。好在人体内所需要的胆固醇在没有外界供给的情况下可以全部在肝脏中合成，合成量约为每天 1 克。如果食物中提供一部分胆固醇，则体内合成量可相应地减少一些。

如果把每天从食物中吃进的胆固醇的量限制在 300 毫克以内，一般不会造成血清胆固醇升高。含有胆固醇的食物都是动物性食物，有优质的蛋白质，所以一般健康的中老年人不必十分禁忌它们。

各种食物中胆固醇的含量差别都很大。一般认为植物性食物不含有胆固醇，现在已发现有些植物也含有极微量的胆固醇。很多植物性食物还含有不少植物固醇，它可以抑制胆固醇在肠道中的吸收。大多数动物性食物（包括禽、畜、鱼、肉）通常每 100 克含有 50 ~ 100 毫克胆固醇，个别为 100 ~ 200 毫克。动物油的胆固醇含量大体上与肌肉组织（瘦肉）差不多，或略多一些（这点与一般人的习惯想法不一样）。胆固醇含量较高的食物有蛋黄、脑等，为数并不很多。食物胆固醇含量情况列于表 4－2 中。

表 4-2　食物胆固醇含量

胆固醇含量分级 (每 100 克含量，单位：毫克)	常　见　食　物
含量极低（0~50）	所有植物性食物 禽蛋的卵清 畜肉的肌肉，如牛、猪、羊的肉等 禽肉的肌肉，如鸡、鸭、鹅及鸽的肉等
含量低（50~100）	鱼肉，如鲫鱼、鲤鱼、青鱼、草鱼、白鲢、花鲢、大黄鱼、小黄鱼、梅童鱼、比目鱼、鳓鱼、鲳扁鱼、鲨鱼、白姑鱼、马鲛鱼、箬鳎鱼、黄姑鱼等
含量稍高（100~200）	动物内脏，如心、肺、肠、胃等 某些鱼肉，如鳗鱼、带鱼等 蚌、蛤的肌肉 虾、蟹、乌贼的若干种肌肉
含量较高（200~500）	动物的肾和皮肤 动物的肝（个别稍高于 500 毫克） 乌贼的若干种肌肉
含量高（500~1000）	乌贼内脏 蟹黄、蟹膏
含量特别高（1000 以上）	禽蛋黄 脑

第五章　中老年人应怎样选择食物

1. 选择食物的原则

食物和营养素是两个完全不同但却息息相关的概念。我们每个人每天都需要各种各样的充足的营养素。这些营养素都是通过饮食的形式被人体所吸收的。饮食中有的营养素不需要经过消化就可以在肠道直接吸收，但大多数营养素必须经过消化成小分子的水解产物才能被吸收利用。例如，淀粉转变成葡萄糖，脂肪转变成脂肪酸和甘油，蛋白质转变成氨基酸。所以要通过饮食真正使体内得到比例合理的营养素的量，必须注意以下四个问题。

第一，合理的营养素配比　食物的种类虽多，但是没有一种天然食品所含的营养素是十分完全的，并且中老年人对营养素的需要量随年龄、性别、生理状况、劳动强度和健康状况的不同而有差异。中老年人一般地说能量的需要量比青壮年要少，但别的营养素的需要量却和青壮年时差不多。也就是说中老年人的饮食量减少了，但一般的营养素仍要得到充分的供给。因此，在中老年人进餐时就需要为其提供营养素相对集中的食物。

第二，色香味俱全以增进食欲　中老年人的胃口不如青壮年时的好了，所以要在烹调时多从色、香、味上面下些工夫，使饮食不仅要有益于健康，而且还要使人见之愉悦，引起食欲。这样既可吃得多又可使食物在体内得到良好的消化。如果中老年人有亲自烹调的兴趣，这是一件好事，它可提高中老年人对食物的兴趣，使得食欲倍增。中老年人只有在进食得到了保证的前提之下才可谈论健康。

第三，选择易于咀嚼及易于消化的食物　这是中老年人膳食中最重要的要求。中老年人对饮食若不能灵活地自我节制的话，即使是合乎胃口的饮食，如果吃得过多了也会出现问题。年糕、粽子等不易嚼烂的食物，中老年人吃了容易积食；油腻太重的食物也不易消化，中老年人吃了很容易引起腹泻。过于硬的食物中老年人的胃肠功能承担不起，所以中老年人的饮食中应提倡煮的、炖的、蒸的、软的、脂肪少的食物，避免油煎的、干硬的、生冷的、油腻重的食物，并建议中老年人在食用时要充分的咀嚼，使其可以充分被吸收。

第四，饮食与疾病　我们一向注重饮食疗法，由于中老年人免疫功能等各项功能的减退，中老年人健康情况降低是一种必然的趋向，所以我们要做到无病早防，有病早治。而饮食途径是十分得力的措施之一。一些中老年人易患的疾病，如心、脑血管疾病，高脂血症，肥胖病，糖尿病，肝胆系统和胃肠道疾病，肾脏疾病等，其实这些病在发生和病情的发展上都与饮食问题有密切的关系，甚至肿瘤在一定程度上也与饮食有关。这也充分体现了饮食的重要性。

总而言之，选择中老年人合适的食物应当从营养、食欲、消化吸收以及饮食与疾病这四个方面把好关。

2. 酸碱度是选择食物时的必须考虑因素

大脑与营养是存在一定的关系的，而脂类、蛋白质、碳水化合物、维生素和矿物质正是促进大脑发育，维护大脑功能的必须营养素。人体经常广泛摄取这些物质，就可能实现营养的合理及酸碱平衡。

可是，有些人往往不注意这种平衡的需求，而是根据口味好恶选择食物，喜欢偏食的人如果时间一长，将导致营养失衡，自然也会涉及到食物的酸碱度失衡。那么，怎样的食物又有其怎样的酸碱度及其对脑功能的影响是什么呢?

酸性食物：人们日常所吃的主食米、面，副食中的肉类、鱼类、虾、鸡蛋、花生、紫菜以及啤酒、白糖都属于酸性食物。

碱性食物：一般蔬菜、水果、豆类、茶、牛奶、咖啡都属于碱性食物。酸性食物和碱性食物对人的影响在正常状态下人体血液呈弱碱性。

在一段时间里，人饮食中的酸碱度若失衡，则会引起身体不适。若血液酸碱度低于7.35，会引起酸中毒，表现为呼吸加快、呼出的气体有烂苹果味等；若其高于7.45，则会引起碱中毒，表现为呼吸减慢，并可能会有手脚抽搐的症状。

目前，有不少人习惯于经常大量食用酸性食物，而忽略了碱性食物，使得血液酸性化，血液酸性化的人被称为酸性体质者。这种人常有一种特殊的疲倦感，头脑思维受影响。最初，表现出慢性症状，如手脚发凉、容易感冒、皮肤脆弱、伤口不容易愈合。酸性体质达到严重状态后，就会影响脑及其神经功能，使记忆力减退，思维功能出现障碍，造成神经衰弱等。有的人常会因此疲倦，还误以为是睡眠不足，用脑过度等，这正是过多地吃了酸性食物的缘故。

其实，许多人每天几乎都在使用较多的酸性食物，这并不为过，问题是需要在吃一定的碱性食物来中和酸性。例如，鱼、肉、蛋被认为是大脑及其他人体器官组织的营养佳品，从事脑力劳动的人都不能缺乏它们，但它们的酸性较强，因此同时也需要吃一定量的碱性较强的蔬菜和水果，促使酸、碱大致平衡，这样可以使头脑处于令人满意的情形活跃的状态。

总之，只有掌握好了酸碱平衡方可选择出营养均衡、有益健康的食物。

3. 饮食如何适应中老年人的生理特点

中老年人的饮食除了根据需要量合理搭配营养素之外还应当根据生理特点来选择和烹调食品。总的要求是色香味俱全、容易消化、使中老年人在进餐时可以以一种愉悦的心情用餐，这样有益于消化吸收。具体做法如下：

（1）由于中老年人的味觉衰退，对一般的食物不易辨别出滋味，所以总有食之无味的困扰，他们因此就需要更有刺激性的食物，如：油腻的、油炸的、浓香的食物，这些食物对中老年人的引诱力特别大。但是这些食物不容易消化或刺激性过度，是我们不提倡中老年人吃的，所以我们要尽量控制中老年人不食这些过腻、过硬或过咸的食物。若是实在想吃也要做到少吃，有节制。

（2）中老年人唾液分泌减少，消化道黏膜的生理功能减弱，食物应软、烂且温度适宜，应少吃刺激性食物和过于干燥的食物。最好采用蒸煮的烹调方法。

（3）中老年人消化能力差，胃肠道的适应能力也差，应避免吃生、冷、硬的食物，更不要暴食暴饮。要吃一些软的食物，如：煮的、炖的、蒸的，且温度要适宜。

（4）中老年人调节血糖的能力减弱，进食后血糖、血脂都容易升高；空腹时对血糖下降的耐受力差，容易产生饥饿感，易发生低血糖症状。因此膳食要三餐调匀，有条件的情况下可用点心、饼干、牛奶、水果等食品进行加餐以缓解血糖、血脂的改变，这样更加有利于健康。

（5）中老年人的血压一般都不稳定，因此中老年人的饮食中盐分不宜过多，提倡清淡的饮食习惯。每天的食盐量在5~6克即可。若有咸鱼、咸肉之类的食物最好是先用淡水泡过后再进行烹调。

（6）中老年人应多补充水分。中老年人身体缺水的反应较缓慢，而水是人体所不可或缺的营养素。我们除了饮用水外还可从食物中获取水分，如食物自身的含水量，汤、羹中的水分。这里要提出注意的是汤是好的，但不要和饭拌在一起吃。因为汤拌饭往往会使人们不多加咀嚼就吞下，这样是十分不易消化的。

（7）膳食多样化　中老年人的食欲比青少年要差，所以一定要做到膳食多样化来提高中老年人进食的兴趣。且膳食多样化还可以避免中老年人偏食，营养素摄入不充足不完全的问题。经常使菜样换新，还会有利于中老年人保持良好的心情，使他们觉得总有新鲜感，这样可以加强消化能力。所以要保证膳食多样化的原则，只有在中老年人吃得下、吃得好的前提下他们的身体健康才能得以保证。

（8）应掌握如何配合防治慢性病的治疗膳食，如低热量膳食、低盐膳食、低蛋白质膳食等。这些膳食都有利于疾病的预防与控制，从这里进一步的体现了饮食的重要性。

4. 怎样根据皮肤摄取食物

（1）一般性皮肤的人，以多吃含水分高的食物，如：牛奶、瓜果等。应特别注意多饮水并不能代替牛奶、水果。

（2）干性皮肤的人，宜食用富含维生素 A 的食物，如脂肪等，这样可滋润皮肤。但千万要注意不能随便服用过量的维生素 A，以免造成头发脱落，甚至更为严重的后果。

（3）油性皮肤的人，宜多食用含蛋白质高的食物；少食促进皮肤分泌的食物，如甜食、淀粉等；尽量不食用含油脂高的食物，如牛、羊、猪肉及奶油等食物；不宜食用辣椒、辣酱等。

（4）黄皮肤的人，不宜多吃桔子、胡萝卜、南瓜等。

（5）黑色素易于沉着的人，宜多食用维生素 C，或含维生素 C 的食物，不宜多饮咖啡。

（6）皮肤易于发红的人，不宜多食刺激和扩张毛细血管的食物。如：大蒜、辣椒、韭菜、酒类等。

5. 中老年人不容易消化的食物

（1）油煎的食物。

（2）粘结成团的食物。

（3）干硬的食物。

（4）油腻重的食物。

（5）生冷的食物。

6. 大米和白面是越精白越好么？

在一些人的脑中有一个概念就是精白米和精白面的营养价值比没有完全碾白的米或面的营养价值要差，因为在大米和麦子中蛋白质、维生素和矿物质主要分布于外表皮和胚芽，加工时随着糠麸的丢失营养素也大量丢失。例如，每克糙米含维生素 B_{14} 微克，初碾后剩了 1.8 微克，再碾一次仅留下 1 微克，碾 3 次只余下 0.7 微克了。总之，越是进一步的加工丢失的营养素就越多。麦子加工的情况也类似。因此，我们不提倡一味的注重精白米、精白面。但是精白米、面也有它的优点：它白嫩滑润、美味可口；含脂肪少，不易酸败，保存时间长；粗纤维少，消化率和吸收率高。中老年人是较适合食用精白米、面的。因为他们胃肠道功能减弱、食欲减退，吃糙米粗面不易下咽，并会影响食欲，一般以吃精细粮食较为适宜。那么许多营养素的供给问题又如何解决呢？

由于谷物是我们的主食，并且许多维生素营养又要靠主食供给，所以如何在精白的粮食中强化维生素等营养素的工作就成了重中之重了。因此，对面粉的强化应声出现了，这解决了包括中老年人在内的各个不同年龄段人的需要。例如，美国曾在每公斤面粉中加入维生素 B_1 2.4 毫克，PP 因子 16 毫克，铁盐 16.5 毫克；有的国家加得更多些，加入维生素 B_1 4.4 毫克，维生素 B_2 2.6 毫克，PP 因子 36 毫克，铁盐 290 毫克。我国各地的食品行业也在面包糕点中强化各种营养素，并取得很好的成绩。强化食品已经成为粮食和粮食复制品的发展方向了。

面粉的强化是较容易的事，一般情况下只需均匀地在面粉中拌入各种要强化的营养素即可制成强化面粉了。我国另一种主食大米是否可以强化呢？回答应该是肯定的但是并不像强化面粉那样简单。对大米的处理方式，一般是由于煮饭前淘洗使水溶性营养素流失，难以使营养素供给充足。因此，减少淘米次数，其实就是一件强化大米的手段。因此有些人会选择更清洁、精美的大米，避免自己多次的淘洗。若买了看着十分白、干净的米便直接把米倒出来下锅了，他们认为这样既节省了劳动力，又同时解决了直接强化营养素的问题。但是这样做忽略了一点，有的大米的确有强化营养素，但是有的是因加入了漂白剂才使米过白。因此，一味追逐过于精白的米是不科学的。为了使这误入歧途的事情不再发生，一些科研人员想出了另一种强化的办法是将大米浸泡在富含营养素的水溶液中，使营养素渗入米粒内，然后通入高温蒸汽使米粒表面的蛋白质与淀粉凝结成一层保护膜；或者直接喷一层玉米蛋白、脂肪酸及松香酸之类的酒精溶液，烘干。这样在淘洗时米粒中强化了的营养素就不再容易丢失。

可见，随着生产的不断发展，许多营养学的概念也在发展。经过强化的细粮的营养价值将比粗粮更好。但是购买时一定要认准是强化的米面，不要只观看表面白净就购买。

7．粗精粮搭配的营养价值

在早时，我国人们的饮食结构是以粗粮为主食的，随着人们生活水平的提高，一些粗粮逐渐被细粮所取代了。其实粗粮中某些营养物质的含量大大超过了精细粮，如：B族维生素的含量、粗纤维的含量等等。因此，从营养的观点上看，应多吃一些粗粮，如：玉米面、荞麦面、黄豆粉、白薯等，以保证供给营养的均衡。细粮中蛋白质的含量较高，尤其是蛋氨酸的含量高，但它还缺少三种氨基酸（赖氨酸、苏氨酸、色氨酸），因此属于不完全蛋白质。而豆类是优质的高蛋白，是完全蛋白质，且豆类所含的赖氨酸的量较多，但其蛋氨酸的含量较少。所以，若将米面与豆类合理食用，可以发挥它的互补作用，这样可以大大提高食物的营养价值。总而言之，粗细粮要在一定配比的情况下合理搭配才会带来极大的营养价值。如：用豆粉、面粉、玉米粉各1/3搭配的混合面，它的营养价值比原来高了8倍。

8．怎样选购面粉

看色泽：正常的面粉呈白色或白中略带浅黄色。标准粉呈淡黄色，精制粉呈洁白色。如果呈灰白色，则表明加入可食用的增白剂过多，质量差的面粉颜色通常比较深。

看麸星：麸星是指在加工面粉中混入的麸子。少量的拌入是允许的，而且对人体有利。一般说来，普通面粉含麸星较多，标准粉次之，精制粉含麸星最少。纯度不高的面粉中能看到明显的片状物，甚至有黑点。

测水分：优质面粉呈粉末状态，面粉干燥松散，用手捏紧，放手后不结团，会散开。如果紧握时成团，久而不散，则表示面粉水分含量过多。

闻气味：质量好的面粉气味正常，略带香甜味；不合格的面粉有酸和霉等其他的异味。

搓一搓：质量好的面粉用手捻搓时，有细腻、清爽之感。如果感觉过分光滑则质量一定有问题。

尝一尝：取少量的面粉放入口中仔细品尝，有牙碜感的为不合格面粉。

9. 薯类的营养价值

马铃薯、甘薯（番薯）、木薯（豆薯）和芋头等属于根茎类食物。薯类具有饱满感，能促进胃肠蠕动、增加粪便容量，有预防肥胖，降低血脂、通便等效果。

这是一类在我国种植普遍，仅次于谷类作物的粮食作物。这类食物富含淀粉，既可作为主食又可作为副食，也广泛用作餐间点心，例如土豆饼等各类食物。它与谷物相比，蛋白质、维生素和矿物质含量较低，但粗纤维特别丰富，由于中老年人的消化功能较差所以作为中老年人的主食并不十分理想，而作为中老年人的副食却很合适。特别是马铃薯，每 100 克可提供 293 ~ 376 千焦耳（70 ~ 90 千卡）的能量，含有丰富的钾盐和维生素 C，兼有粮食和蔬菜的特点。它在我国南北方均可种植，又易贮藏，是北方严寒季节里人们获得维生素 C 的重要来源。

薯类水分较多，在一般烹调的条件下，薯类淀粉经加热糊化后部分仍被坚实的细胞壁包围，不易被消化利用。如果稍加压力蒸煮则消化率可以提高。因此，建议最好蒸煮后食用。

薯类可有多种吃法，最常用的吃法有两种：一种是充分煮透，有利于中老年人的消化吸收，充分提供能量；另一种是作为菜肴。

10．如何选择蛋白质食物？

蛋白质营养对中老年人是十分重要的，如果不加注意就容易缺乏，那么在中老年人的膳食中该怎样选择蛋白质食物呢？

食物来源：含蛋白质较多的食物有谷类含 6%～10%，薯类含 2%～3%，干豆类含 20%～50%，肉类（去除肥肉的可食部分）含 10%～30%，蛋类含 11%～14%，奶类含 1.5%～3.8%，花生、莲子、核桃（可食部分）含 15%～26%。

蛋白质的品质：动物性蛋白质一般比植物性蛋白质要好；豆类的蛋白质营养价值接近于动物性蛋白质；谷物是人们的主食，在膳食中提供大量的甚至占一半以上的蛋白质，但是谷类的赖氨酸含量较少，需要动物性蛋白和豆类食物来补充；其他植物性食物若与动物性食物混合食用也能补充前者之不足，使蛋白质的营养价值有明显的提高。

食物中其他营养素的平衡（特别是能量供应）：能量

的供给必须充足，如果进食能量不足，入不敷出，尽管吃的蛋白质的质量很好，量很大，可以完全满足人体的需要，那它也只不过是充作能量使用，这就造成了蛋白质的浪费。因此，在选择摄入蛋白质的时候，一定要同时注意其他营养素的供给是否充足。胃口很差的中老年人需要特别注意。

适应中老年人的消化能力：食物搭配得营养丰富，并不等于个体的实际营养就无任何问题。因为食物还要经过消化吸收才能真正被人体利用。如果能根据中老年人具体的消化利用能力来配搭食物，就可使中老年人吃后确实得到补益。一般说，中老年人的膳食应当选择蛋白质的消化率高、氨基酸搭配合理、烹调得法的食物为宜。

食品加工：食品加工和烹调方法对蛋白质的消化率影响很大。例如，大豆若以整粒煮熟食用，其消化率仅为10%，加工为豆腐之后，则消化率提高到90%；又如，鸡蛋按理是很容易消化的，但如果是炒鸡蛋，用油很多又炒得很老，对中老年人来说是要倒胃口的，影响食欲。因此掌握良好的加工方式是摄入蛋白质的一个重要环节。

11. 大豆应该怎么吃?

大豆是我国人民膳食中占有重要地位的食品。因为大豆的蛋白质含量高（大豆含35%~40%，黑豆含40%~50%），大豆蛋白质的必需氨基酸组成与牛奶和鸡蛋相接近。大豆中含脂肪多（约18%），其中多不饱和脂肪酸的含量高，优于一般动物性食物。此外，大豆含糖约25%，B族维生素很丰富，矿物质也多。可见大豆的营养是相当丰富的。

但是，大豆有其本身的不足，就是大豆的蛋白质很难消化。一般食物中大豆蛋白质的消化率只在50%左右。大豆直接作为食物，除了细胞壁坚硬不易破坏难于消化外，还有三个缺点：

第一，大豆中有一种蛋白质叫做胰蛋白酶抑制剂，其含量虽不多，但食后在肠道中可与胰蛋白酶及别的消化蛋白质的酶结合，从而抑制食物蛋白质的消化。大豆的胰蛋白酶抑制剂相当耐热，也只有在充分煮透时才会被破坏。

第二，大豆中含有皂苷，它有刺激胃肠道的作用，多吃使人恶心、呕吐及有腹泻症状。皂苷与水长期加热后可被水解破坏，所以煮透的大豆不会出现此种反应。也就是说大豆必须在煮熟后方可食用。

第三，大豆中含有致甲状腺肿因子，加热后不会被破坏。这种因子在儿童大量吃大豆制品时会影响生长发育，一般认为若碘的供给丰富就可对抗此作用。

大豆作为一种食物，既有优点又有缺点，若我们讲究对大豆的吃法，就可充分发挥这种食物的优点而避免它的缺点。

干炒黄豆常因加热短，而且不易咀嚼碎，细胞壁及胰蛋白酶抑制剂很少破坏，因而其蛋白质消化率还达不到50%，甚至低于10%，不适于中老年人食用。而煮透的大豆（用手指一按就稀烂的）因难以嚼得很细等缘故，蛋白质的消化率也只达65%左右，它是较适合中老年人食用的。最适合于中老年人食用的是豆浆、豆腐等豆制品。因为由于经过磨细、过滤、加热等加工过程，细胞壁和胰蛋白酶抑制素破除的较彻底，因而蛋白质的消化率可达

90%以上。所以把大豆加工制成豆腐、豆浆、豆腐干、豆腐皮、千张、素鸡等豆制品，不仅滋味鲜美，而且有利于它的消化吸收。如果中老年人有兴趣的话，不妨自己做豆浆，去渣滤汁，充分煮透到没有生豆腥气就可食用。或是将黄豆压成粉和奶粉调配成饮料，煮后饮用。

豆类经过发芽就成豆芽。豆芽的蛋白质的营养价值不逊于豆类，而且滋味又特别鲜美，是蔬菜中的佳品。在营养上，干豆几乎不含有维生素 C，而豆芽的维生素 C 的含量就不亚于新鲜蔬菜。

大豆蛋白质中色氨酸和蛋氨酸的含量比较少，若在大豆或大豆制品中加入肉类或蛋类，例如：豆腐蛋花汤，肉末炒豆腐等。由于蛋白质营养的互补作用，可以提高蛋白质营养价值，并相应减少胆固醇的进食量。

12. 豆类蛋白质好在哪里？

中老年人多吃点豆制品，多喝点豆浆，是很有好处的。它的道理很简单：第一，不仅本身提供了蛋白质，并且还能补充谷类食物蛋白质的营养价值；第二，提供了其他多种营养素；第三，容易消化；第四，不像动物性食物那样富含胆固醇。

这里先谈谈蛋白质的营养价值。人体必须每天从食物中获得合成体内蛋白质所必需的氨基酸。合成蛋白质的氨基酸总共有 20 种，其中约一半是人体内可以自己合成或者从别的氨基酸转变过来的，但有 8 种氨基酸人体不能合成，必须依赖食物供给，这就是：赖氨酸、组氨酸、异亮氨酸、亮氨酸、蛋氨酸、苯丙氨酸、苏氨酸、缬氨酸，被称为必需氨基酸。此外，人体内半胱氨酸需蛋氨酸转变，酪氨酸需苯丙氨酸转变，若膳食中半胱氨酸及酪氨酸的供给充裕，就可节省蛋氨酸及苯丙氨酸，因此这两者被称为半必需氨基酸。

如果缺乏了某种必需氨基酸，人体就无法合成含有这种氨基酸的蛋白质，正如工厂要组装一台机器就必须准备好组装这台机器所需的所有零件一样。从营养的观点来说也是这样，人体用氨基酸合成蛋白质受制于极限氨基酸的量。尽管别的氨基酸十分充裕，要是有一种必需氨基酸不足，就不能足量地合成人体蛋白质。因此，这几种必须氨基酸一定要充足。

各种食物所提供的必需氨基酸的种类和数量是很不相同的。中老年人若没有特殊的消耗，那么每天吃上 250 克（半斤）大米再配上其他副食大体上已可满足对大多数氨基酸的需要。以素食为主的人们最容易缺乏赖氨酸，它是谷类食物的第一限制氨基酸。例如，人体每天需要赖氨酸 600 毫克。250 克（半斤）大米含赖氨酸是 638 克，经过胃肠道消化吸收，真正可利用的氨基酸的量还要低，而且除豆类蛋白质外其他植物性蛋白质中赖氨酸的含量也都不多，因此人体对赖氨酸最感不足了。若吃 250 克（半斤）高粱，由于所含赖氨酸更少，且高粱米较粗糙不容易消化，其营养价值更低。这就充分体现了谷物中赖氨酸的严重不足。

而大豆恰好相反，含有特别富足的赖氨酸，50 克（1 两）大豆就可满足全天必需氨基酸的需要。如果谷类食物与豆类食物按一定比例混食的话，则豆类食物中富裕的赖氨酸还可补充谷类食物赖氨酸的不足。

同时豆类蛋白质中蛋氨酸相对含量较少，而谷类食物中这种氨基酸的相对含量较多，它可补充豆类蛋白质的这种缺陷。因此，谷类和豆类混合食物的蛋白质营养价值比单纯谷类或豆类食物更高。这种现象叫做食物蛋白质的互补作用，它在改善我们的营养状况上有很重要的意义。从豆类中蛋白质的含量和氨基酸的比例来说，大豆是豆类中营养最佳者。不过整粒大豆不容易消化，加工成豆浆、豆腐或其他豆制品，消化利用的效率就提高了。我们说豆类蛋白质的营养价值高，道理就在于此。

我国人民习惯以谷类食物为主食，豆类食物特别是豆制品为副食，这样配餐在蛋白质的营养供给上是十分协调的。

13. 豆浆＝牛奶吗?

豆浆与牛奶比起来，容易买到，而且还可以在家庭中自制，价格又很低廉。而牛奶一般在一些城市中可以买到，但是在较穷的乡下有的人都没有见过牛奶。而且牛奶的产量往往是定量的，经常是定点供应，价格又比较贵。从这点看来，豆浆胜过牛奶。

现按照北京地区食物成分表，列出两者的营养素含量，以供比较（表5－1）。

由此可见，豆浆的蛋白质含量稍多，脂肪和碳水化合物较少，但后两者并非中老年人需要从豆浆或牛奶中获得的营养素。豆浆中钙的含量比牛奶少得多，这是豆浆在营养上的缺点。钙是中老年人特别需要的营养素，所以必须通过别的途径给予补充。

表 5－1　牛奶和豆浆的营养成分（每 100 克的含量）

营养素	豆浆	牛奶
水分（克）	91.8	87.0
蛋白质（克）	4.4	3.3
脂肪（克）	1.8	4.0
碳水化合物（克）	1.5	5.0
热量（千卡）	40	69
钙（毫克）	25	120
磷（毫克）	45	93
铁（毫克）	2.5	0.2
维生素 A（国际单位）		140
维生素 B_1（毫克）	0.03	0.04
维生素 B_2（毫克）	0.01	0.13
PP 因子（毫克）	0.1	0.2
维生素 C	0	1

豆浆有下列几个优点胜过牛奶：

（1）豆浆的含铁量远比牛奶高　中老年人的缺铁倾向非常严重，豆浆是铁的良好来源。

（2）豆浆蛋白质很容易消化　一般人奶到胃中就结成细小而疏松的片状物；牛奶到胃中凝结成大且比较坚硬的块；豆浆进入胃内呈松软不坚实的沉淀，容易消化。

（3）豆浆中不含乳糖而牛奶中的糖是乳糖。多数成年人肠液或胰液等消化液中不含水解乳糖的乳糖酶，多吃了牛奶会感到腹胀腹痛。吃豆浆不会出现这类症状。

（4）豆浆中不含胆固醇，饱和脂肪酸也较低，因此它较牛奶是易于防止心血管疾病的。

由此可见，用豆浆代替牛奶对中老年人更加合适，但须注意补充钙质。

14. 中老年人吃鲜奶好，还是奶粉好?

要回答这个问题，得从两个方面来考虑:

从实际方便来说，鲜奶不容易保存。从这方面讲奶粉的贮存、供应要比鲜奶方便得多。

从营养学的角度来说，鲜奶和奶粉所含的主要营养素——蛋白质、矿物质的质和量是不一样的，奶粉是牛奶经过加工后制成的干燥食品，易于保存。但奶粉在干燥过程中，有一些营养素被破坏，奶粉的硫胺素只有牛奶的一半，核黄素只有牛奶的 70%，尼克酸为牛奶的 45%，铁只有牛奶的一半，而牛奶中含有的维生素 C 在奶粉中已全部消失。因此，奶粉的营养不如牛奶。且奶粉在价格上还要比牛奶贵一些。

在多数奶制品中都加有蔗糖。蔗糖可以为中老年人提供一部分日常能量需要，也调整了奶品的甜味，但对于热量进食过多而蛋白质进食不足的中老年人、肥胖者、高脂血症者、糖尿病人则以吃淡奶粉为宜。

鲜奶经过加工处理后，奶中原来的微小的脂粒已经变大或与蛋白质结合在一起，会降低脂肪和蛋白质的消化率。以滚筒法和平锅法干燥制成的奶粉尤为明显，胃肠道消化功能不好的中老年人应当少吃这类奶粉。此外，鲜奶加工成奶制品的过程中某些维生素会被破坏，奶粉中维生素 C 已不再存在。

总之，奶粉的营养价值不如鲜奶好，但由于它们易于保存、携带和购买方便，并且仍保持其主要的营养素，故不失为良好的老年营养食品可以将其与牛奶搭配，但若有条件最好还是饮用牛奶。

15. 酸奶的营养

酸奶是以牛奶经过乳酸杆菌发酵后制成的乳制品，对中老年人更为适宜。

人奶和动物奶中含有乳糖，它是良好的营养素。婴儿肠道内有乳糖酶，能够把乳糖分解成半乳糖和葡萄糖而被吸收利用，并且乳糖在肠道中可以促进某些乳酸杆菌的繁殖，抑制腐败性细菌的生长，有助于肠道消毒。但是随着年龄增大，乳糖酶的量渐趋减少，有些成人已没有分解乳糖的能力，喝了牛奶之后会出现腹痛、腹泻，这也就是所谓的“乳糖不耐症”。

而酸牛奶是用鲜牛乳加热消毒后种入乳酸杆菌，在30℃左右环境中培养发酵，约经4～6小时后制成的。它含有大量的维生素C，营养价值比牛奶要高，不仅保留了鲜牛奶中蛋白质、脂肪、和糖等营养成分，而且还能刺激胃酸的分泌，增进食欲，促进人体的新陈代谢，使营养物质易于被人体吸收。酸奶在防病治病中也有特殊的功效，它可以有效的治疗消化不良、腹胀和因饮食不当引起的腹泻。常饮用酸奶能使肠内酸度升高，抑制病原体，反之，防止蛋白质发酵，减少肠内产气和促进体内糖、脂肪和蛋白质三大物质代谢，具有降低血胆固醇，防止动脉粥样硬化，促进功能代谢作用。它其中的乳糖已被发酵成乳酸，所以有“乳糖不耐症”的人适宜喝酸奶。酸奶是老少皆宜的食品，尤适用于消化道功能不良的人。

16. 水果的选择

水果，香甜可口，营养丰富，含有多种维生素、有机酸、氨基酸、生物酶和铁、钙、磷等多种元素，这些都是人体生理活动中不可缺少的要素。一个中老年人若要其每天吃250克（半斤）蔬菜不是一件易事，而要他每天吃250克以上的水果却是很容易办到的。因此，从中老年人获得维生素和矿物质来说，吃水果比蔬菜更简易和有效。

从卫生学角度来说，吃水果要注意卫生，应当用水将水果洗净，削去果皮后再吃。在果子生长过程中为了杀灭虫害，常喷洒农药，虽有时会有雨淋水洗，但那并不能将农药全部清除，所以削皮再吃较为卫生、安全。

水果的季节性很强，一年四季各地都有不同的水果应市。中老年人吃点什么水果好呢？从营养学角度来说，含维生素C多的水果，如柑、桔、柚、橙、大枣、刺梨等更能补充中老年人平时营养之不足，红果、草莓、番茄、萝卜、猕猴桃也都是较好的候选者。当然，杏、梅、桃、李、柿、菠萝、苹果、杨梅、西瓜及别的瓜果的营养价值也不差。

另外，从中老年人的生理情况而言。吃水果细嚼后再下咽，成块的水果在胃肠道中很难消化。果胶较多的水果（如香蕉）和细胞较多的水果（如梨）都有利于通便，容易腹泻的中老年人不宜多吃。

罐头水果是经过多番处理的，制成罐头必须用酸、碱处理其原料；装罐后还要加热灭菌，因此维生素C几乎丢失殆尽。罐头水果的营养价值远远不及新鲜水果。

17. 蔬菜的选择

蔬菜的种类很多，究竟哪种蔬菜的营养好呢?

一般说，蔬菜愈新鲜愈好，有色的蔬菜比白色的蔬菜好，绿色的蔬菜比黄色、红色的蔬菜好。

具体地说，各种蔬菜各有它的营养特点，例如：

(1) 胡萝卜是蔬菜中胡萝卜素含量最丰富的食物，但胡萝卜有一股特别的气味，很多人不爱吃；胡萝卜也不容易烧熟，中老年人总是觉得它太硬。其实，胡萝卜素是脂溶性的，只有溶解在油脂中，才能在人体的小肠黏膜作用下转变为维生素A而被吸收。因此，做胡萝卜时，要多放油，最好同肉类一起炒，这样既冲淡了肉的油腻，胡萝卜素在有油脂存在的情况下也就容易吸收了。中老年人缺乏维生素A的情况很常见，胡萝卜烧肉是值得推荐的一份佳肴，这样胡萝卜也会成为较好的维生素A的来源。

(2) 竹笋在营养素的含量上是极差的，但人们很喜欢吃它，一是它的滋味鲜美，二是用它作主料或配料可以化出众多的菜肴来。中老年人胃口不佳，用笋作菜是值得推荐的。但应注意竹笋除营养素含量颇少外，还含有不少草酸，会限制钙的利用。钙也是中老年人容易缺乏的一种营养素，应多吃含钙多的食物，如竹笋烧豆腐，或者额外补充些钙片。

(3) 菠菜被公认为营养好的食物，它提供丰富的维生素和矿物质。但它也有与竹笋同样的缺点，即草酸含量较多，铁和钙的利用都不好。应注意补充不足的营养素。

(4) 咸菜和菜干是传统保存蔬菜的加工产品。在加工过程中由于微生物的参与，使香、味俱佳，跟原来的原料蔬菜的风味迥然不同。中老年人吃些咸菜和菜干能开胃口，例如：雪菜肉片，干菜烧肉，都是美味可口的佳肴。动物性蛋白质又很丰富，实为佳肴。咸菜和菜干中原来的许多维生素和矿物质大量丢失，所以从营养素的供给量来说远逊于新鲜蔬菜。有些中老年人，特别在农村的中老年人，经常以咸菜和菜干作为主要副食品，是会出现营养不良的。另外，蔬菜腌制时间过长有亚硝胺增加的趋势，应当少吃或不吃这些腌制的菜。

(5) 绿色叶菜是市场上供应的种类和数量最多的蔬菜。它们含有丰富的维生素 C、维生素 B 族、胡萝卜素、矿物质，并且有丰富的粗纤维。在我国南方一年四季都能吃得上各种新鲜的绿色叶菜，如大白菜、小白菜、油菜、菠菜、芥菜、萝卜菜、莴苣菜、韭菜等等，在北方冬季新鲜的蔬菜不能足量供应，但也可在入冬前贮存。绿色叶菜应当成为中老年人每天皆备的家常菜。

(6) 有些蔬菜，如冬瓜、胡萝卜等，含有多量果胶。果胶不能被消化而能保持大量水分，促进通便。果胶味感细腻与纤维素味感粗糙适成对比，但对便秘老人都颇为适宜。

18. 肉在日常菜肴中的作用

在以前人们往往用有没有肉来评判膳食营养的好坏。人们为什么这样欣赏肉食呢？是因为：

第一，肉类可以供能。

第二，肉类能提供优质蛋白质。各种肉类（瘦肉）的蛋白质含量分别为：

猪肉 20.8%；牛肉 18.9%；羊肉 18.6%；兔肉 21.2%；鸡肉 25.8%；鸭肉 19.4%

并且含有较多的氨基酸，如色氨酸、蛋氨酸、赖氨酸和胱氨酸。这些氨基酸在植物性食物中含量却不多。

第三，肉类含有许多矿物质，如：磷、钾、钠、镁、氯、铁、铜、钴、锌、钼等。肉类的铁是血红素铁，容易吸收。肉类含锌很多，据调查缺锌的人往往吃肉很少。

第四，由于肉类所含的某些含氮物质在烹调过程中会形成诱人的香味且滋味鲜美，增强食欲，所以在我国各地的各式菜肴中除了净素食之外，往往都加上肉类，它会带给人们口味上的享受。

19．鸡肉、畜肉、鸡汤究竟谁滋补？

鸡肉比畜肉鲜美，鸡汤比鸡肉鲜美，难怪有人以为鸡肉比畜肉滋补和鸡肉的精华都在汤里了。

到底什么滋补，要看其中所含的营养素。不能光凭味觉就下定论，因为鲜味物质大体上包括氨基酸、嘌呤碱和肌苷酸等一些小分子的含氮有机物，它并不是营养素的主要成分。虽然在汤里有不少水溶性维生素，但是极大部分蛋白质仍留在鸡肉或畜肉中。

滋味鲜美可以促进食欲，对于食量不足的人提高营养是十分重要的。所以，中老年人胃口欠佳或疾病初愈，吃些鸡，或者喝些鸡汤，使食量慢慢恢复，是有益的。但是若要说蛋白质的营养还得靠吃鸡肉或畜肉。讲到吃肉，中老年人应当少吃些动物脂肪。鸡肉、鸭肉、鹅肉等禽肉与猪肉、牛肉、羊肉等畜肉在蛋白质的质量上差别是不明显的，应当说都同样滋补的。但一般说鸡肉属于白肉，它的脂肪含量比较少，这点优于其他肉类。

20．熟鸡蛋、生鸡蛋哪个更滋补？

在有些人的脑中认为吃刚生下的鸡蛋最补身体。有些人喜欢冲鸡蛋来吃，半生半熟的。也有人说生鸡蛋并没营养。总之是众说纷纭。

到底生鸡蛋补还是熟鸡蛋补？有人以为生鸡蛋流动性大，煮熟之后鸡蛋就凝结成块，所以生鸡蛋比熟鸡蛋容易消化。有人以为食物营养素中有一些会因加热而破坏，所以生鸡蛋比熟鸡蛋的营养素丰富，这些说法都忽略了另一些事实。

禽蛋中最重要的营养素是高质量的蛋白质。天然存在的蛋白质分子有着紧密的结构，称为天然蛋白质。由于天然蛋白质的结构紧密，所以不容易被消化酶消化。天然蛋白质在加热或受其他理化因素的影响下会产生自身结构变得松散的“蛋白质变性现象”。变性了的蛋白质容易被消化酶消化。所以，鸡蛋煮熟后凝固成块时蛋白质已经变性，比生鸡蛋更容易消化。

另外，生的禽蛋蛋白中含有一种抗生物素蛋白，它特异地与一种叫生物素的维生素结合，使之失效。鸡蛋煮熟后这种抗生物素蛋白就变性了，不能再与生物素结合了。

禽蛋中主要营养素即使加热到100℃也不易被破坏，因此加热可能使禽蛋的营养素损失的担心是不必要的。

所以，为使禽蛋发挥最大的营养效益，应将禽蛋煮熟了吃。对于中老年人，鸡蛋汤和水化蛋是很容易消化的，炒蛋和油煎蛋由于在蛋块的外面包了一层油，较不容易消化。因此，应建议中老年人吃煮熟的鸡蛋，但不适宜吃油腻大的炒鸡蛋或是煎鸡蛋。

21. 咸蛋蛋黄油的营养价值高不高？

腌透的咸蛋蛋黄部分会出现红黄色的油。咸蛋出油是咸蛋质地好的标志。

咸蛋为什么会出油？原来，新鲜的蛋黄中存在着以卵磷脂为主的脂类物质，由于它们与卵黄中的蛋白质结合在一起看不出油的样子。蛋腌制久了，蛋白质变性后与脂类解离，脂类聚集在一起就成了咸蛋的蛋黄油。这种油又溶解了蛋黄中的其他溶脂性物质，如卵黄素、胡萝卜素等，故带有红黄色。

卵磷脂与脂肪（甘油三酯）的化学组成很相似，不同点只在于一个脂肪酸的位置换成磷酸和胆碱。

卵磷脂分子中的中间的一个脂肪酸往往是多不饱和脂肪酸，是营养必需脂肪酸，有促进脂类转运、降低血脂、降低血清胆固醇的作用；胆碱则是重要的抗脂肪肝因素，有保护肝脏的作用。蛋黄油中还存在有其他脂溶性营养素，如维生素 A 和胡萝卜素等。

当然，蛋黄油中也含有胆固醇，所以和禽蛋一样，中老年人每天不要吃得太多，以两个蛋为宜。并且蛋黄油很容易氧化，如果油的颜色变暗了，表示已经变质，不宜食用。

22. 怎样认识松花蛋的营养?

松花蛋又称变蛋、彩蛋、皮蛋、是我国特产，是保存禽蛋的有效方法。

松花蛋含有十分丰富的营养成分，其中包括：13.6%的蛋白质，12.4%的脂肪，以及糖类、维生素和一部分无机盐。

而要分析松花蛋的营养价值，首先要看做松花蛋的基本原料是怎样的。腌制松花蛋的原料有：纯碱、生石灰、食盐、茶叶末和少量的氧化铅。起主要作用的是碱和生石灰。碱和生石灰加水后生成氢氧化钠作用于鸭蛋后，经过一段时间，能使鸭蛋里的蛋白质凝固，并水解成蛋白胨。由于碱的作用，蛋里的维生素 B_1 及维生素 B_2 及卵磷脂可能被破坏一些，但损失不多。而盐、碱的渗入，能使松花蛋比鸭蛋的无机盐增加的多一些。另一方面，蛋白质变性并部分地水解之后，变得更易于消化利用了。

根据松花蛋的主要营养素的分析结果，松花蛋与鲜蛋相比，除个别成分外都基本相似，所以松花蛋仍不失为良好的、富有营养的食物。并且皮蛋易于消化、别有风味，可以推荐为老年食品之一。

23. 蛋类的营养价值

蛋类，不论是鸡蛋、鸭蛋、鹅蛋、鹌鹑蛋等，都是公认的营养丰富的食物。对于营养不良、身体衰弱的人我们总是推荐他多吃些蛋。

为什么说蛋的营养价值高？我们常说蛋的营养价值主要是指蛋的蛋白质的营养价值。蛋类蛋白质容易被人体消化（表5－2），而且它的氨基酸组成符合人体的需要，是食物中生理价值最高的蛋白质（表5－3）。

表5－2　食物蛋白质的消化率

食物名称	消化率（%）
蛋类	98
乳类	97～98
肉类	92～94
米饭	82
面包	79
马铃薯	74
玉米面窝窝头	66

表5－3　食物蛋白质的生理价值

食物名称	生理价值	食物名称	生理价值
鸡蛋	94	大米	77
牛奶	85	小麦	67
鱼	83	大豆	64
牛肉	76	玉米	60
猪肉	74	花生	59

那么各种蛋的营养价值有没有差别呢？有人说鸡蛋比鸭蛋补，有人相信鹌鹑蛋最补，有人说吃鸭蛋使人有力，有人说鹅吃青草所以鹅蛋最差。其实，各种蛋的营养素的含量相差不多，蛋白质含量大约为10%～15%，脂肪为

10%左右，维生素 A1000～2000 国际单位/100 克，此外还含有维生素 B_1、B_2、PP 因子、磷等营养成分。食物成分表中各种蛋的营养素含量差别很大的原因主要在于蛋的测定样本来源不同，同时，家禽的喂养条件和营养状况对禽蛋的成分也有相当大的影响。如果家禽饲料中蛋白质较丰富，也能提高禽蛋蛋白质的含量，且蛋白烧熟后质地较硬，野放的鸡吃青草、小虫多，蛋黄较红，维生素 A 和胡萝卜素的含量较多。

当然，禽蛋的营养价值并不是十全十美的，禽蛋所含的胆固醇较多，所以每天不要吃得太多，应适量食入。

24. 中老年人与糖的关系

糖，一般指蔗糖、麦芽糖、果糖、葡萄糖之类的精制糖，它们一般是具有甜味的碳水化合物中的双糖和单糖。它不仅是甜味剂，而且还可以提供热量，每克糖可提供 16.7 千焦耳（4 千卡）能量。

蔗糖是最主要的日用糖，市上购买的白糖、红糖、冰糖的基本成分都是蔗糖。冰糖和白糖较纯，红糖是没有精炼的蔗糖，含有其他有机物质和矿物质。

中老年人多吃甜食会减少其他菜肴的进食量。一般说糖要少吃。糖吃得太多会有许多害处：

第一，糖的营养作用很单一，且甜食过多会使正餐量减少，出现蛋白质、维生素和矿物质的营养不足现象。

第二，蔗糖和果糖诱发高脂血症的作用比淀粉要明显得多，所以肥胖者、高脂血症患者和糖尿病人以少吃糖或不吃糖为宜。

第三，糖在口腔内容易发酸，使牙齿脱钙，易于产生龋齿，有碍口腔卫生。

对于肝功能欠佳的中老年人，由于调节血糖的能力较差，在餐间空腹时容易发生低血糖现象，所以上、下午的餐间隙可以补充一些甜食，以保护肝脏和预防低血糖症。

25．蜜糖优于蔗糖吗？

蜜糖（蜂蜜）是蜜蜂采百花的蜜酿成的。我国医学一向推崇蜂蜜的营养作用。早在《神农本草经》就记载着蜜糖能“益气补中、止痛解毒，除众病，和百药。久服强志轻身，不老延年。”

蜜糖的成分除含少量水分外，主要是糖，其中以果糖和葡萄糖为主，约占蜜糖量的 80%，此外还含少量蔗糖和麦芽糖。这些糖都是蜜蜂从花的蜜腺中采来的，所以还带有来自植物花朵中的和来自蜜蜂消化道的各种营养成分、消化酶和消化产物、多种维生素、矿物质，还有多种能抑制链球菌等细菌生长的植物性杀菌素。而蔗糖只是单纯的物质，所以作为食物，蜜糖无疑优于蔗糖。

蜜糖对许多老年性慢性病有好处。例如，高血压、动脉硬化、冠心病、胃溃疡、神经衰弱等。它还是润畅通便的“良药”。其作用机理还待深入研究。

蜂乳，即蜂王浆，是工蜂咽腺分泌物与蜜糖配合而成，蛋白质含量较多，也含有多种维生素，有促进新陈代谢、预防衰老等作用，可用作滋补强壮剂。

26. 醋的益处

油、盐、酱、醋是家庭必备的调味品。醋早在我国古老的社会中就有关于它的记载了，那是在《论语》和《史记》中。而当今的人们在几千年的生活实践中深深地了解到醋对健康的益处。

醋的酸味是由于含有大量醋酸。发酵方法制成的醋，如米醋等还含有多种维生素和其他营养素。食醋还带有甜和芳香的诱人的滋味。

醋首先是一种调味品，例如在吃水饺、面条时习惯于加点醋，可以增加食欲；过咸或过于油腻的食物加点醋可以降低咸味、减少油腻感，吃起来更加爽口。在做鱼品时加醋，不仅可以解腥，还可使食物中所含的钙和铁溶解出来，有利于吸收利用；炖牛、羊肉时放醋可以使肉容易煮烂，更适于中老年人食用；食物中加醋，使它保持酸性，有保护维生素 C 不易破坏的功用；煮肉骨头时更是少不了醋，醋能使骨骼中的磷、钙溶解出来，使肉骨头容易烧酥，而且提高食物的营养价值；醋含有丰富的有机酸，能促进糖代谢，并使肌肉乳酸和丙酮酸等疲劳物质分解而解除疲劳。

食醋可以防治一些疾病。对消化不良、缺少胃酸的人可以开胃，增进食欲，增强消化系统的功能，消食化积。而且食醋有很强的杀菌能力，对肠道有害菌类的增生繁殖有抑制作用，是预防肠道感染的良药。鱼、蟹、虾之类的食物蘸点醋再吃有明显的预防急性肠胃炎的作用。痢疾杆菌遇到醋会死亡或生长抑制。醋还有抑制肠毒素对人体的影响，延缓老化的进程等作用。

中老年人消化系统功能减退，食欲较差，容易得肠胃病，经常多吃点醋佐餐，对于健康是很有好处的。且食醋还可增强肝脏功能，由于醋中含有丰富的氨基酸、醋酸、乳酸、苹果酸等几十种营养物质，具有提高肝功能、解毒及促进新陈代谢等功能，从而可减少肝病的发病率。

27. 咖啡与茶孰好孰坏？

咖啡和茶都是刺激性饮料，都含有兴奋剂咖啡因。每克咖啡含有咖啡因约 18 毫克，一杯咖啡含咖啡因 100 ~ 150 毫克，每克茶叶含咖啡因 15 ~ 40 毫克，每杯茶含咖啡因 100 毫克左右，所以两者的兴奋刺激作用大体是相仿的。

喝咖啡与喝茶都有提精神的作用。作为经常性的饮料，用咖啡还是茶，这要取决于个人的爱好和饮用习惯。

长期饮用咖啡不利于心血管系统的健康，据统计资料表明，各国咖啡的消耗量与冠心病患病率成正比。考虑到咖啡因对人体健康可能产生不利影响，国外市场已供应提取了咖啡因的咖啡商品，称为“脱咖啡因咖啡”。

茶的情况正好相反，虽然茶叶中也含有咖啡因，但可能是由于大量茶单宁（茶多酚）等其他成分的缘故，据报告，喝咖啡升高血脂而饮茶却降低血脂；咖啡促进动脉粥样硬化而饮茶却防止动脉粥样硬化。已证实茶叶中的茶单宁可以阻止食物中胆固醇的吸收，而且与维生素 C 起协同作用有益于健全动脉壁。绿茶中含有丰富的维生素 C。甚至有人还认为，我国患动脉粥样硬化的人较少，可能与饮茶习惯极为普遍有一定关系。因此适量饮茶应是有益无害的。当然饮用大量浓茶的习惯应当避免。

第六章　合理安排中老年人的饮食

中老年人的饮食是否合理是关系到他们身体健康的直接因素。因此我们不仅要懂得饮食营养与食物内的营养成分及其对人体的生理功能外，还应注意膳食调配。否则饮食和营养单调，食欲不佳，摄入的食物不足，中老年人咀嚼能力又差，胃肠功能、抵抗疾病能力就十分容易减弱，易诱发老年继发性的营养缺乏症。如果又有嗜酒的恶习，或长期服用对消化系统及代谢有不良影响的药物，就更容易患营养缺乏症了。

1. 中老年人合理膳食的基本原则

（1）配制合理、平衡的营养膳食，供给充足的热量来维持人体的标准体重。若过量进食对任何年龄都有损害，对中老年人危害更大。控制热能摄入量的同时，还应有充足的优质蛋白、钙、铁等矿物质和各种维生素。

（2）选择应多样化，使不同的食物所含的营养成分能互相补充，发挥更大的生物效用。如鱼、肉、乳、蛋是优质蛋白来源，但它们是含胆固醇高的食物，对心血管不利，应多用豆制蛋白、低碳水化合物食品。还要注意酸碱性食物的多样化选择。中老年人还应多用含有不饱和脂肪酸的植物油，现在建议有条件的家庭应食用一些橄榄油。无论粗粮、杂粮、薯类，还是蔬菜、水果当中都含有丰富的无机盐、维生素和纤维素，水果内还含有果胶，它是可溶性的食物纤维，有利于消化道生理功能，有利于脂质代谢，可减少高脂血症和便秘。

（3）烹调加工要适合于中老年人的需要，应易于咀嚼、消化，做到色、香、味俱全，促进食欲。在加工过程中，应注意维生素的保存。禁食油腻或油炸食物。不食或少食糯米等黏性大而不易消化的食物。中老年人膳食应以清淡、可口为准则。不要吃过咸，口味过重的食物，以避免诱发高血压。

（4）每日膳食，应少量多餐，少量多餐可使血糖、血脂在饭前和饭后的变化不大，有利于中老年人的身体健康。

（5）避免吃刺激性的食物。

（6）少吃粗纤维的蔬菜和坚硬的坚果类，以免损伤牙齿并且避免食物难以消化。

（7）在吃多刺的鱼和带骨的禽类时应加以注意。

（8）少喝烈性酒，切不要酗酒，以免发生脂肪肝、肝硬化和脑血管病。

（9）晚上最好能喝一杯热牛奶，这样有利于中老年人的睡眠。

2. 中老年人需要营养素的多少

营养素对人体来说是十分重要的，不可过多也不可过少，营养素的搭配必须合理。

营养素的需要量和供给量是相互有关的但又是不相同

的两个概念。

营养素的需要量是指维持人体正常的生理功能所需要的数量。营养素的供给量则是根据需要量及在特定条件下结合情况需要与可能从而提出的一个标准值。在一般情况下，供给量往往大于需要量，这样可使人体获得足够的营养素，来保证营养的需要。

一般所讲的需要某种营养素多少，其实指的是供给量。而供给量的多少，不光要考虑人体所需的量，还应考虑到食物自身含量变化及其他情况对食物的供给可能，还有营养素的消化、吸收及其利用率的多少，这些都是确定营养素供给量必须考虑的因素。

以下是 1981 年中国生理科学会第三届全国营养学术会议修订的成人轻劳动量的营养素供给量标准，以供安排中老年人食谱时参考（见表 6－1）。

表 6－1　成人轻劳动量的营养素供给标准

营养素	男子(体重60公斤)		女子(体重53公斤)	
	极轻体力劳动	轻体力劳动	极轻体力劳动	轻体力劳动
热量(千卡)	2400	2600	2200	2400
蛋白质(克)	70	75	65	70
钙(毫克)	600	600	600	600
铁(毫克)	12	12	15	15
维生素 A(视黄醇当量　克)	1	1	1	1
维生素 B_1(硫胺素　克)	1.2	1.3	1.1	1.2
维生素 B_2(核黄素　克)	1.2	1.3	1.1	1.2
PP 因子(尼克酸　毫克)	12	13	11	12
维生素 C(抗坏血酸　毫克)	60	60	60	60
维生素 D(毫克)	10	10	10	10

我国尚未订出中老年人每天膳食中营养素供给量，可参照表中数字把供给量酌减些使用。目前国际上采用的根据年龄增长而校正热能供给量的方法，以 20 ~ 39 岁、平均体重男子 65 公斤或女子 55 公斤的热能供给量为基础，40 ~ 49 岁者，减 5%；50 ~ 59 岁者，减 10%；60 ~ 69 岁者，减 20%；70 岁以上者，减 30%。

3. 中老年人合理饮食的具体措施

“吃”。对中老年人来说可算是一种享受，但中老年人由于基础代谢的降低与活动的减少，对热能的需要也随之降低，故应限制糖类与脂肪等高热能食物的供应，否则将导致中老年期肥胖。同时中老年人因牙齿松动或脱落，导致咀嚼能力差，因此所食食物要做到易于消化，应供应不需要太多咀嚼的软质的食物。还有中老年人的消化功能减退，食欲下降，进食前应考虑食物的可消化程度及食物的色香味等问题。

(1) 要想合理饮食首先要了解自己。经常称自己的体重，这是判别自身营养状况最简单的、行之有效的方法。若体重增加，要注意能量进食过度，应加以控制；若体重减少，要考虑营养素供给不足或者是否患有疾病。

(2) 食物的供应可少量多餐。一日五、六餐制比三餐制要好，这样可以减缓饭后血糖、血脂上升的速度，避免饭前低血压。

(3) 俗话说的好，中午吃饱，晚上吃少。这主要是为了易于消化吸收，避免影响睡眠。主要的食物和肉类宜在午餐供应，晚餐应供应容易消化的食物，且用量应少。

(4) 食物烹调加工时应尽量用煮、炖、焖、炒、烧、蒸等方法，来制作含脂肪少的、水多、稀烂的食物，使中老年人的饮食基本做到容易消化。

(5) 中老年人随着年龄的增加，他对于生活的消极态度（加孤独、心胸较窄等）呈逐渐上升的趋势。由于这些消极态度也经常会影响食欲，故应使中老年人有被爱、被重视的感觉，使其精神有所寄托，生活有所乐趣，这样中老年人的食欲才可提高。

(6) 食物的制备应注意保持其鲜艳的色泽、香气、味道与造型，这样可以增进中老年人的食欲。只有食欲得到了保证才能保证充足的营养素摄入。

(7) 中老年人的味觉随年龄的增长而减退，故舌头对于甜、酸、咸、辣的感受力偏低，而牙齿对酸的食物感受力偏高。因此，中老年人常常喜欢味浓的食品，而一般情况下酸味食品被排除在外。对于太过崇尚咸味食物或吃大量的酱菜之类的人来说应引起注意，一定要控制其盐量的摄入，否则容易引起高血压和心脏疾病。还有一定要提醒中老年人千万不可摄入甜食过多，因为由于中老年人牙齿咀嚼能力欠佳，故对软的点心或蛋糕比较偏爱，但点心或蛋糕都是糖分很高的食物，若吃得过量，除了会影响正餐进食外，还容易导致血糖增加或高甘油三酯症。所以，中老年人虽然味觉减退但是为了身体健康，我们应主张他们的饮食要清淡、富有营养。

(8) 有的中老年人嫌上厕所的次数太多，麻烦，则常常故意减少饮水量，这是不利于体内废物排泄的。应鼓励中老年人多饮水。在进餐前或两餐之间还应喝些热汤、羹等，也可供应些鲜果汁或果汁饮料、番茄汁、牛奶、酸奶、茶等。这不仅可获得较多的水分有利于代谢。而且还能增加热量。中老年人的饮水量应在2000毫升为宜，应保持尿量约有1500毫升，使代谢废物能够充分随尿排出。

（9）中老年人应吃些乳、蛋或肉类补充动物性蛋白质，不提倡采用“纯素”饮食。蛋白质总量应根据中老年人的个体情况来分析，一般为每天60克蛋白。若蛋白过多会使代谢产生的尿素多，使肾脏负担加重。胆固醇总量应以每天300毫克为宜。

（10）应少吃刺激性强烈的调味品如辣椒、五香粉、咖喱、芥末、胡椒等。

（11）应少吃刺激性较强的食物如葱、蒜、韭菜、蒜黄等。

（12）食物应保持适当的温度，不要吃冷菜、喝冷汤。饭菜的适宜温度为50℃左右，饭菜在这个温度上会使中老年人肠胃舒适，而冷菜、冷汤、冷饭则易引起腹胀或腹泻等不良反应。

（13）凡易引起肠胃消化道不适的食物，如：硬而难消化的菜肴（如烤羊肉串、炸鸭肝、爆牛肉片等），煎炸的菜肴（软炸里脊、古老肉等）、油腻的菜肴（如红烧肉、肥肠等），应尽量少用或不用。干豆类食物也应少用，若食用过多也易引起肠胃不适。

（14）禁止吃或少吃黏性大、成团而不易消化的食物。如：粽子、年糕、炸糕、元宵等。

（15）对于难以咀嚼的食物如肉类和藕、芹菜等蔬菜类食物它的吃法是应选择其质地较嫩的食用，或者将这些难以咀嚼的食物剁碎后再进行烹调，这样有利于消化吸收。

(16) 一般中老年人的饮食中都以钙、铁、蛋白质、维生素 A、胡萝卜素、维生素 B_1、维生素 B_2、维生素 C 等营养素的缺乏较为普遍，所以要注重中老年人的饮食习惯，应该经常对他们所吃的食物进行观察，看其所易缺乏的营养素的供给是否合理，若发现不合理的饮食习惯，应及时给予纠正。必要时还可以使用药物补充，但切记不可过量。

4. 怎样根据中老年人的健康状况改进膳食

中老年人的健康现状并不令人满意。有研究表明：

(1) 按身高折算标准体重，多数老年人的体重是正常偏瘦，肥胖的比例不多（男女间并无差别）。

(2) 以 160/95mmHg 作为正常血压上限，有 44.3% 的老年人血压偏高，其中收缩压增高者 24.8%，舒张压增高者 2.9%，两者均高的者 16.5%。年龄越高，高血压的比例越大。

(3) 只有 34.2% 的老年人的心电图在正常范围。60.3% 的老年人心电图有异常改变。

(4) 根据胸部 X 光摄影检查，32.9% 的老年人有明显的主动脉硬化表现，只有 18.3% 的老年人无异常发现。

(5) 51% 的老年人血脂偏高，其中胆固醇增高者 16.8%，甘油三酯增高者 17.2%，两者均增高者 17%。此外，尿毒素氮增高（表示肾功能不佳）者 18.5%，血糖增高（表示糖尿病及糖耐量差）者 10.1%。

以上这些资料说明老年人的营养状况并不正常，且不是以能量偏多为主，而是营养不足和不平衡。怎样改进这种状况呢？

（1）掌握热量的总进食量。肥胖者应减少食量，瘦的要多吃些，这样才能使体重维持在正常范围。

（2）提高总热量中蛋白质所占的比例，特别是优质蛋白质。动物性食物的胆固醇含量较高，应当适当节制（不是不吃，应少吃），豆制品适合我国人民的饮食习惯，是值得推荐的优质蛋白质食物。

（3）减少总热量中糖（碳水化合物）所占的比例。老年人血清甘油三酯增高主要是由糖诱发的，用植物油代替糖供给热量对降低血脂是有效的，但总脂肪的进食量一般不要超过总热量的20%。在降低总热量的同时增加脂肪的比例，是不会使血脂升高的。

（4）少吃些胆固醇含量较高的食物，如动物内脏，禽蛋等，但亦不必禁忌。

（5）吃的淡些。

（6）多吃新鲜蔬菜和水果。

5. 利于长寿的膳食

健康长寿是所有中老年人迫切渴求的，那有什么方法可以利于长寿呢？长寿其实与多种因素有关，它与人们居住的环境、食物品种以及个人的劳动、饮食、生活习惯、情绪、生理和病理状况等都有关系。可以看出饮食营养只是一个方面，但是它却是重要的一个方面，所以应高度注重中老年人的膳食营养。

对长寿老人进行膳食调查和营养流行病学调查是掌握长寿老人膳食规律的好办法。经过调查反映出他们不饮酒或少饮酒。他们的主食大多是粗粮细做，粗细粮合理搭配；副食大多是肉食不多，常吃豆类，果蔬较为丰富；整体膳食中的能量较低、脂肪少，但保持其能量平衡；脂肪以植物来源为主，间或吃些动物脂肪，其脂肪中含有较多的是多不饱和脂肪酸，其中还含有一定量的单不饱和脂肪酸；中老年人的膳食调查结果往往是类似的素食清淡的饮食结构。可是这些特点并不是普遍的规律，它也有个别的情况。如：也有长寿老人的主食以大米为主，油类以猪油为主，动物性食品亦常吃（猪肉为主、蛋和鱼次之），也吃一些蔬菜。通过这个实例就可以看出，所以吃素并不一定是长寿的必要条件。显然，要从中老年人的膳食结构中找出一个“长寿膳食”的配方，并不是轻而易举的。

那么是否真的无规律可循呢，其实也不然。长寿老人的膳食基本上属于平衡膳食，即进食与消耗相平衡。

然而，从现在科学知识来评价，中老年人的现用膳食并不是理想的合理膳食，这些膳食中各种营养素的搭配各有偏轻偏重。我们应在理论上明确完全膳食的意义，并且从实例了解如何配置适合中老年人食用的食谱。努力使中老年人长寿更长寿，健康更健康。

6. 每周食谱安排

每周食谱安排：中老年人的食欲一般比成年人要差，主要是味觉随年龄增长而降低，因此，在饮食上应经常变换花样、品种，做到色鲜，味美，容易消化，清洁卫生，才能促进食欲。

中老年人的营养素供给标准，每日为蛋白质 70 ~ 80

克、脂肪 50 ~ 60 克、碳水化合物 250 ~ 300 克、热量 1800 ~ 2000 千卡。

第七章　中老年人的菜肴应怎样烹调

1. 菜肴的基本要求——卫生

菜肴是做出来让人们吃的，所以它的卫生问题就成了菜肴的基本要求了。无论是在做菜选料时还是制作过程中都必须讲究卫生。

在做菜选料时要注意的卫生问题有：

(1) 防毒　河豚是毒鱼，不会处理者千万不要拿来做菜。不认识的野菜不要吃。马铃薯出了芽就会产生龙葵素，毒性很大，不要食用。现在的水果要去皮后食用，因为果皮上有较多的农药残留，有毒，会危害人体健康。

(2) 防病　死后宰杀的肉类，色泽发红，不适宜食用。买肉类要选择通过卫生检验的方可。青菜易带蛔虫卵，叶根易有淤泥要充分洗净。动物内脏若有异变的，往往是因疾病所致，也不要吃。

(3) 防霉　霉变食物有异味，有时甚至有毒。例如，黄曲霉菌产生的黄曲霉素是致癌的。谷物、花生、瓜子等保存失当很容易长霉。所以应注意这类食物的保存。

(4) 防腐败　腐烂了的食物会有毒，产生异臭、异味，不能再食用了。新鲜蔬菜放置过久会霉烂，即使不烂，营养素也会丢失很多，因此应不吃或少吃时间过长的食物。要看食物是否腐败的办法其实很简单。各类食物有不同的鉴别方法。如：鱼类正常情况下应是鱼鳃不变黑，肋骨不外刺。肉类正常情况的应该不发红，不发黏，不出水。禽蛋类的，就将它对着光照，没发现黑点或红影，打开后不散黄，无异臭的即是无腐败的。

在制作菜肴时应注意的卫生问题有：

（1）生熟食物、案板、刀具要分清，不可生熟混放。

（2）制作菜肴的工具要做到清洁、干净。

（3）盛放菜肴的用具要保证清洁。

2．合理配餐的步骤有哪些？

要做到合理膳食，就要了解合理配餐。配餐就是根据食物的情况，选择合适的品种和量，烹调出美味可口的、合乎个人营养素需要的菜肴。

配餐是专门的技术，常常会用到复杂的数学计算，现在可用电脑通过专门的程序设计来协助完成这项工作。通常家用电脑就可以执行这个使命。

下面介绍一下合理配餐的步骤：

（1）按推荐的每天营养素供给量标准，结合个人的活动量，可以估计出每天需要能量的供给量是多少，还可有蛋白质，脂肪，碳水化合物，钙，铁，维生素 A 或胡萝卜素，维生素 B_1，维生素 B_2，PP 因子，维生素 C 相应的需要量。

（2）在保证合理营养的前提下，还要考虑到中老年人的胃容纳量较小的特点，挑选蛋白质、能量、维生素和矿物质含量较高的食物，再结合我国菜肴的配伍特色，可以选配炒菜，得到良好的营养。

（3）根据我国饮食的传统习惯，午餐是最主要的一餐。午餐菜肴应提供全天营养素需要量的50%。

（4）假定选择适宜的食物与其可食入量。

（5）根据食物成分表可以知道并计算所选择的食物的各种营养素的含量。包括：能量、蛋白质、脂肪、碳水化合物、钙、铁、维生素 B_1、维生素 B_2、PP因子、维生素A、胡萝卜素和维生素C等多种营养素的量，所以在配餐时最好用含这些营养素特别丰富的食物。

选食物时还要对食物进行充分的考虑。例如：

①豆腐皮和豆腐是豆制品，猪肉和猪肝属肉类，它们均提供优质的蛋白质。但一般缺少或不含维生素C。除猪肝外，维生素A和胡萝卜素也是欠缺的。

②菠菜和小白菜属于绿叶蔬菜，含维生素C较丰富，粗纤维也多，蛋白质和能量的供给量较少。菠菜中草酸含量较多，会影响钙和铁的利用，所以吃菠菜时要多注意额外提供钙和铁的营养。

③从营养素的搭配上来说豆制品和肉类等蛋白质性食物与新鲜绿色蔬菜可以相互取长补短，较为合理。

（6）对这个配餐的评价：要做到基本上满足营养素的需要。鉴于现在中老年人缺钙和缺铁的情况较多以及稍多一些钙质和铁无碍于健康，所以多一些此类营养素也是适宜的。还应多补充一定量的维生素 B_2，维生素 B_2 的缺乏是当前居民膳食中普遍存在的现象，需要引起特别的重视。维生素 B_2 的含量在动物内脏特别是肝脏中较多，其次是蛋、豆、肉类。

下面再介绍一种更为简单的配餐办法

用计算食物营养素的方法来配餐实在很麻烦。为了简化计算，现有一种称为“食物交换单位营养标准设计”的方案，使用起来比较方便。它是利用了食物交换分的办法进行的。

这种设计是把食物按照营养素分布和含量的特点分成七类；即奶、蔬菜、肉食、水果、主粮、豆制品和脂肪类。各类食物各有一个标准的交换单位的定义，同类食物可以按交换单位相互更替。

各交换单位的定义如下：

（1）奶　每个交换单位约含蛋白质8克，碳水化合物12克，脂肪10克，能量170千卡。奶或奶制品的每个交换单位的重量为：全脂奶250克，酸奶250克，全脂奶粉31克。

（2）蔬菜　这类食物以供给维生素、矿物质类的活性物质为主，笼统地以每100克作为一个交换单位。对于需严格控制能量进食量的人（如糖尿病患者），可再按每100克蔬菜所含的能量多少划为三个组级。蔬菜应该是新鲜的。三个级的划分如下：

一级　低能量的蔬菜，约含碳水化合物2克。如大白菜、小白菜、油菜、卷心菜、菠菜、韭菜、芹菜、绿豆芽、菜瓜、冬瓜、茄子、番茄等。

二级　中能量的蔬菜，约合碳水化合物5克，蛋白质2克。如白萝卜、冬笋、苋菜、蒜苗、茭白、丝瓜、豆荚等。

三级　高能量的蔬菜，约合碳水化合物7克，蛋白质2克。如胡萝卜、洋葱等。

（3）肉食　这类食物主要供给动物性蛋白质。以含蛋白质10克作为一个交换单位。肉类所含脂肪多少不一，直接影响肉食提供能量的多少，故按照每一个交换单位所含脂肪的量分为三级：

一级　低脂肪的肉食，每单位含脂肪2克的。如：鸡肉45克，鸡肝55克，对虾50克，青虾65克，青鱼50克，大黄鱼55克，鲤鱼6克。

二级　中脂肪的肉食，每单位约含脂肪5克。如：牛肉50克，猪肉松20克，瘦肉排40克，带鱼55克等。

三级　高脂肪的肉食，每单位约含脂肪16克。如：瘦肉60克，酱猪肉55克等。

（4）水果　水果也与蔬菜相似，以供给维生素、矿物质为主，也可笼统地按每100克作为一个交换单位来计算，如桃、杏、桔子等。但水果所含的碳水化合物通常比蔬菜多，相当于高能量的蔬菜。各种水果中维生素的含量也相差很大，所以对个别种类的交换单位可酌情进行调整。例如：大枣是高维生素C和高碳水化合物的，可用50克作为一个交换单位；西瓜则相反，不妨以250克作为一个交换单位。

（5）主粮　每一个交换单位约含碳水化合物19克，蛋白质2克，能量84千卡。干粮以25克作为一个交换单位，其他粮制品按含水量折算。

（6）豆制品　这类食物提供优质的豆类蛋白质。每一交换单位的定义是含蛋白质9克、脂肪4克、碳水化合物6克、能量96千卡。计：大豆25克，豆浆225克，老豆腐130克，嫩豆腐200克，豆腐干50克，毛豆65克，黄豆芽75克，腐竹20克等。

(7) 脂肪类　每一交换单位约含脂肪 5 克，折合能量 45 千卡。如：动、植物油 5 克，花生米 10 克，葵花籽肉 20 克，芝麻酱 10 克等。

有了以上的交换单位，在使用同类食物时就可按单位进行交换配餐，不必每天去计算每种具体食物的各种营养素了。使用时应做到：①确定能量的供给量；②计算蛋白质的供给量；③编制一份基本上合乎每人具体需要的各类食物交换单位表；④每天按各类食物单位数进行配餐。

食物交换单位法的优点是：方法简单，便于个人根据自己的营养需要、经济情况和个人爱好挑选食物，并经常更新使食物多样化。但各个交换单位内所计算的食物的营养价值实际上只限于少数几种营养素，又因同属一个交换单位的食物实际营养素含量并不完全相同，例如作为脂肪来源的花生米也含有多量的蛋白质和糖。所以在搭配食物时仍须灵活掌握，适当调整。

中老年人食量小，一方面要选择含营养素多的食物，另一种途径也可在汤料中强化维生素等营养。维生素 C 的量较为充裕，但由于烹调时维生素 C 很容易破坏，所以原料食物中维生素 C 的量理应比供给量标准高一些。

为了调节口味。每餐可以供给 2～3 道或更多道菜，以便菜肴之间相互取长补短，配成合理膳食。其配餐原理是一样的。同样地，一天中或二、三天内也可相互补充，今天少吃了某种营养素，明天就多吃一些，但不要差距太远。

由于中老年人的消化系统功能较弱，配餐时还应注意清洁卫生。调配易咀嚼、易消化吸收、质量精细分量较少的膳食。同时提供汤料，把菜肴中欠缺的营养素强化在汤料中。中老年人多喝水对健康也是有益的。

3. 烧好菜肴的要点是什么？

烧好菜肴并不是一件简单的事情，随着人们生活水平的提高，好菜的标准也不仅仅要其色香味俱全那么简单了，还要考虑菜肴的营养价值。各种营养素是包含在食物里的，而食物是要经过烹调做成饭菜才能供我们享用的。所以中老年人除了要懂得人体需要哪些营养素和怎样根据对营养素的需要挑选合适的食物外，还必须了解怎样把食物制成既可口又富有营养的菜肴。此外，我们既要吃饱、吃好还要吃得实惠。吃饱是要讲有充足的营养素供给，讲各种营养素搭配合理；吃好就是要讲观感，讲究色、香、味；吃得实惠是要花费少、经济。

想要烧好一道菜，应注意以下的四个方面：

(1) 原料的选择搭配　菜肴的作用除了为人裹腹外，还是一种享受，更重要的是它是人体所需营养素的来源。因此，菜肴要注意原料的搭配，素菜和荤菜搭配是最常用的菜肴搭配方法，这样在色调、口味和营养上是最易达到协调的。在制作素菜肴时，若选用一些豆制品与蔬菜搭配，可以通过蛋白质的互补作用来提高蛋白质的生理价值。有些荤菜，如红烧牛肉等，必须采用荤菜单烧的方法制作，这样在营养上是不合理的，因为荤菜在营养上主要是缺乏维生素 C，所以若想避免单食荤菜的不合理，应当另加一些青菜或加富含维生素 C 的汤类。若不然将导致营养素供给不平衡，这样就称不上是合理膳食了，将影响身体健康。

(2) 刀法的利用掌控　刀法技术不仅与菜肴的美观有直接关系，也与消化难易有关。例如：丝状菜一般就要比块状菜易于咀嚼，更有利于消化，同理，装冷盘的肉片或火腿片应将其肌纤维横切成薄片，以便咀嚼，有利消化。切菜时还应注意主料与配料的切法要协调，只有菜切的协调了才能制作出外观完美的饮食，有利于提高中老年人的食欲。切菜的刀法大致有九种：切片、切丝、切条、切块、切丁、切末、切滚刀块、切锯齿状、切斜十字花。掌握了切菜的刀法利于饮食的制作，刀工的好坏也是评价菜肴的重要标准。

(3) 火候大小的掌握　烹调方法有炒、蒸、炸、烩、焖、煮、煎、烤、熏等，要求的火候各不相同。炒菜时要油足火旺，才能做出肉嫩，菜色鲜美的佳肴。需要炖或焖的食物则要用文火，其味才能透入食物中。用什么方法做菜，一是要依菜肴的性质而定；二是要注意防止营养素的丢失和促进营养素的利用。所以，我们也提出，制作菜食的火候不要过大，时间不宜过长，否则会破坏食物中的营养素。

(4) 应适当使用调味料　常用的调味料有食盐、醋、糖、味精、酱油、酱及酒、葱、姜、蒜、辣椒、桂皮、小茴香、大茴香（八角)、花椒、胡椒等。这些调味料可以增进菜肴的风味和做出不同的风格。例如山西人喜酸，北方人多加蒜葱，而四川人喜用麻辣（花椒、辣椒)。虽然各地喜用的调味料不同，但有一个共同点就是用量必须适当，过与不及都会降低菜肴风格。除了调味外这些调味料还有其他的用途，且用途各异，例如，茴香、桂皮可以除牛、羊肉腥膻味，姜、酒可以去鱼腥等。各人对调味料运用的多少可依据自己的口味来定，因其爱好有别，所以可以酌情处理。初学烹调要多从实践中取得实际经验。

4. 怎样炒菜？

炒菜是我国烹调最基本、最主要的手法。炒菜的要诀是油要加足，大火快炒，时间要短，这样，才能做到色、香、味俱佳，而且还有利于营养素的保留。

炒菜的方式有多种，它们是：

（1）清炒　把作料拌好生粉浆等调味料，搁置片刻，再强火炒熟。例如，炒肉丝先调生粉再炒，这样它的味道会比较鲜嫩。

（2）干炒　对于水分较多的原料可以先加盐腌一下，挤去水分（即所谓“干”）再炒。

（3）生炒　各种作料按次序下锅一次炒好。

（4）熟炒　对有些材料可以先煮熟或蒸熟后切成薄片再炒。例如：回锅肉。

炒菜时要注意以下五点：

（1）为了适应快炒的特点，应当把一切作料都预先准备停当，不可边炒边进行切菜、配料等工作。

（2）要注意用油量，锅内放的油量要合适，油温适宜了就可下料，不可中途加油。

（3）炒菜要讲究顺序，不可将作料一下全扔下锅，一般的顺序是难熟的先下锅，易熟的后下锅，味精在临起锅时再加入。

（4）含水大的食物或沾水的食物应先进行处理，即过油，是将炒青菜等水分多的食物可以先在另一只油锅中炒瘪，然后取出沥去水再下锅炒。因为原料下锅前必须把水沥干，炒菜最忌沾水。水多了锅温下降，菜就炒不透、炒不熟了。但从营养上说，过油这道手续会使维生素大量丢失。

(5) 要尽量做到在炒菜时快炒不停，使作料受热均匀。

现在介绍一道菜“柿子椒炒肉丝”的做法如下：

主料：柿子椒 50 克（1 两）洗净沥干切丝；嫩笋 150 克（3 两）去衣切丝；香菇 3～5 个水浸胀，去柄，切成条；精白肉 250 克（半斤），切丝。

配料：白糖、生粉、盐、酱油、麻油、胡椒粉、味精、食油。

做法：(1) 用酱油一匙、白糖半匙、生粉一匙、水一匙调配成糊，将肉丝拌入，浸 20 分钟左右，这也叫做“挂浆”取出沥干。

(2) 另用小碗一只，加酱油一匙、白糖半匙、盐半匙，生粉一匙以及麻油、味精、胡椒粉少许，加水调成稀浆状，备用。

(3) 将锅坐于火上加热，加食油。待油温适宜后，将浸过的肉丝料放入火锅内，翻炒均匀即取出，沥去余油。

(4) 另外用食油加强火将嫩笋炒至七分熟，随后即加柿子椒，再炒一遍，然后加入已炒过的肉丝，一起炒透。

(5) 加入调好的稀浆，将菜与稀浆炒匀，即可起锅装盘。

5. 烧好青菜的方法?

青菜即绿色蔬菜它是人体中维生素、矿物质和粗纤维的主要来源。其中很多营养素十分容易在处理和烹调过程中丢失，这其中最易丢失的是水溶性维生素。在处理青菜时我们要先用水洗去青菜的污渍，这样会流失一部分水溶性维生素，随后在浸泡、煸炒中又会损失多种营养素。据估计，就青菜中的维生素 C 来说，真正能够被吸收的量连 30%都不到，因此如果不科学的吃青菜的话，我们在青菜身上是得不到什么营养素的。

我们现在说青菜不谈论农药污染之类的问题，只论在烧青菜的时候如何防止营养素丢失。

维生素 B_2 是很怕光照的，所以蔬菜要力求新鲜，在贮藏过程中不要晒太阳，最好放在阴冷的地方。应该在临吃前进行清洗，不要预先在水中浸泡的时间过长。B 族维生素和维生素 C 都是水溶性维生素，在水中浸泡时都会有很严重的丢失，特别是在切碎之后尤其明显。

维生素 C 还是很怕加热的，并且特别怕铜，铁。现很少能见到用铜锅炒菜的了，但火锅用铜制造的并不少，而炒菜时用铁锅的也很多。所以用锅炒菜应尽力求快，熟了就起锅，这样可以减少维生素的大量流失。

切好的菜，维生素可通过切口与空气接触，继而被氧化而损失，维生素 B_2、维生素 C 和维生素 E 都是属于很怕氧化的营养素。所以蔬菜切碎后应立即烹调。

由于中老年人咀嚼功能不好，所以在切菜时应当横向切碎切细。有时做菜时为了美观，菜切成大段大段的，青、白分明，这的确美观但是对于中老年人来说并不实惠。

烧菜汤时，菜应当在水已烧得沸腾后再放入，菜熟了就起锅。应注意，平常烧菜总要加味精，味精应当在最后加。味精也很怕热，在水中煮久了它就变成一种只有酸味没有鲜味的物质，名叫焦谷氨酸（或称 5－酮脯氨酸），这样就起不到调味的作用了。

最后我们再谈论一下菜汤或卤，水溶性的营养素都在汤和卤里，如果我们吃菜时把汤、卤倒掉了，就是等于把营养素弄丢了。有人常习惯把青菜在沸水中煮过，切碎，挤压去汁，留下菜泥，食用。实际上这是很不科学的，可以说是丢了精华，取了糟粕，是十分可惜的事情，应谨记。

6. 蒸菜的要点是什么？

所谓的蒸菜是用蒸汽烧熟食物的方法，这种方法能够保留住食物的原汁原味，使味道鲜美而且富含营养。蒸菜所用的食物必须新鲜。不新鲜的菜、肉蒸后会产生异味。

蒸的方法有三种：

（1）清蒸　把主料与配料放好，一起上蒸。如：蒸鱼。在蒸鱼时要加好盐、姜和酒。

（2）干蒸　将作料调好直接放蒸架上蒸，如：蒸饺子、包子。蒸好后也可再加些葱末或其他作料。

（3）粉蒸　把主材料和上炒米粉等，经调味、包好，直接上蒸，如：粉蒸肉。

蒸菜时，应该特别注意火候。蒸鸡蛋要用文火。把蛋打好后，加点水，慢慢蒸，这样蒸出的鸡蛋能入口就化。若蒸蛋的火候过了头，蛋的表面会出现小气泡。肉和鱼要用强火蒸。不能用小火蒸。因为小火蒸肉和鱼所花时间长，使肉和鱼失去光泽，并且蒸碗内积水过多，肉、鱼易变烂而失去原来的形状，上桌不美观。

下面介绍一道“清蒸鲫鱼”，它的做法如下：

主料：活鲫鱼（半斤重）一条。

配料：精盐、黄酒、生姜、火腿片。

做法：活杀鲫鱼后，将其去鳞、鳃和内脏并洗净，内、外均抹些精盐，放入盘内。淋少许黄酒，并在鱼身上铺上生姜薄片和火腿片（比姜片约大一倍）各五、六片。等到锅内水煮沸后上蒸（约 15 分钟）。此种菜应当趁热吃，十分清香可口，尤其宜于胃口不开的中老年人食用。

7．油炸食物应注意些什么？

中老年人常爱吃油炸食物。这是由于食物油炸后有特殊香味，很有吸引力。但是油炸食物很不容易消化。并且油炸食物的油温度过高，容易生成有致癌作用的苯并芘类的多环芳烃，所以不宜多吃。

有的食物宜直接下锅炸，如炸肉丸子；有的宜蘸上面粉糊再炸；有的还要在面粉糊中拌入发粉再炸。后一种炸出的油炸食物很松脆，称为酥炸。酥炸通常要炸两次。第一次炸时要使油温稍低，待炸到外皮稍黄后随即取出，等稍凉后再放到油锅里炸透，这种食物内软外酥，味香可口。

油炸食物的油温度宜在 170℃左右。在油炸食物时一般要选用大锅，多放油，用旺火。每次投放的食物不宜过多。油炸食物的好坏与油温的控制有很大的关系。那要怎样估计油温呢？初学者最好先观察一下，油温适宜时放入待炸的食物后会立即在食物的周围出现气泡上升的现象，如果油冒青烟了则表示油温太高，如果材料放入后不出现气泡则表示油温不够。油炸的食物如果已经用调味剂腌制过了，那么如果油温过高或炸的时间过久，很容易使食物变焦，此时控制油温是十分重要的。

肉丸子是一道象征吉祥的菜，它表示团圆、圆满。所以要求其肉糜要细，成形要圆。

它的做法如下：用绞肉器将五花肉绞碎，若不够碎可绞两次。每斤肉糜加鸡蛋一个，拌匀，再加精盐、味精、生粉、酱油适量，充分搅拌、调匀，拌到肉起筋时为止。手搓肉糜成大小均匀的小圆团，用小匙放入油锅，待肉丸子在锅内上浮后再经 1～2 分钟，外表呈金黄色后取出。此肉丸子可作汤料，也可作菜料。

8. 哪些维生素易丢失？

我们日常的必需营养素中以维生素为最不稳定，最容易丢失的。有时候，含有丰富维生素的食物，经过运输、贮藏、烹调、加工之后，在我们吃这些食物时维生素却已是所剩无几了。

维生素的种类很多，它们的稳定性也各有差别。如果我们注意到各种维生素不稳定和丢失的原因，并且防止这种损失，其实也就改善了我们饮食营养状况。

（1）维生素 A、E、B_2 和 C 很不耐光照。其中维生素

B_2 对光特别敏感。所以食物以及维生素药物切勿长期曝晒于强光之下。

（2）维生素C很不耐热，温度稍高就被破坏。不耐热的维生素还有维生素 B_1，用高压锅煮饭时维生素 B_1 损失很明显，应注意从别的食物中补充更多的维生素 B_1。炒青菜应当旺火快炒，这样维生素C的损失就少；新鲜蔬菜和水果不适于长期的蒸、煮、焖、炖，因为这些做菜方法会使维生素C损失殆尽。

（3）许多维生素可以被空气中的氧气氧化破坏。容易被氧化的有维生素C、维生素E和维生素A。光照和加热都会加速维生素的氧化破坏，用钢或铁锅炒菜也会催化维生素氧化，蔬菜切碎后与空气接触面增大加速维生素C的氧化。

（4）食物长期泡在水中很容易使维生素丢失。维生素B族和C是水溶性维生素，所以比维生素A等脂溶性的维生素更容易随水丢失。在水溶性维生素中B族维生素是以辅酶或辅基的形式存在于食物的细胞中的，它们有的直接与蛋白质结合，有的与磷酸结合成酯，或形成核苷酸再与蛋白质结合，这些形式都不容易透过细胞膜逸出。而维生素C则不然，它以游离的形式存在，所以比B族维生素更容易丢失。

（5）维生素C、B_1 和 B_2 都不耐碱，烹调或处理含这些维生素为主的食物时不宜加碱。和面时用的小苏打切勿加过量，加多了面发黄，所含的维生素 B_1 等也被破坏了。用酵母发面比老法发面的营养价值高，因为不必加碱，而且酵母还会提供额外的一部分B族维生素。

总的来说，维生素营养很容易损失，其中维生素 C 最不稳定和最容易丢失。加之人体对维生素 C 的需要量又是在各种维生素中最多的，而维生素 C 的食物来源又只限于新鲜的蔬菜水果，所以特别值得注意。如果不够，可用适量制剂补充。

9. 中老年人的食盐应如何供给？

食盐的基本化学组成是氯化钠。氯化钠在水中都以离子形式存在，钠离子和氯离子，它们都是血浆和细胞外液的最主要的阳离子和阴离子，因此在维持血压上起着十分重要的作用。生理盐水就是 0.9% 的氯化钠水溶液，它在维持血液容量、维持血压上起着极其重要的作用。又如腹泻、呕吐的时候，会出现脱水的现象，人体衰弱不堪。这时候如果喝白开水，病情会更加严重，但如果喝的是盐开水，那么症状会消失，病情会逐渐好转。这些例子都说明食盐对正常生活是十分重要的。

但是，由于食盐能触发某种遗传缺陷，导致高血压，高血压对动脉壁的机械损伤直接危害心脏和脑的健康以及加快动脉粥样硬化的进程，所以往往建议中老年人吃得淡些。中老年人究竟每天吃多少盐为宜？应先分析一下盐和高血压的关系。

实验表明：食盐能触发某种遗传缺陷，没有这种遗传缺陷的人显然吃大量食盐也不会发生高血压，而有此遗传缺陷的人则只要食入稍多一些的食盐便会使血压升高。从事一般劳动的人每天对食盐的需要量在 10 克以下，大量出汗时需要适当的增加。有人建议高血压病人的食盐日进食量应当控制在10克以下，也有人提出，作为预防措施，宜在幼龄即开始培养低盐饮食的习惯。当然，发生高血压的原因是很多的，食盐的进食量只是一个有关因素，但是平常膳食不要太咸，对于预防高血压会有一定的好处。

可是食盐进食量也不要太低，一般以5克为度，与正常排出量相平衡。盐吃得太少，肾脏在排尿时就要阻止盐的排出；回收氯化钠是要做功消耗能量的。因此，对于肾功能不佳的人由于肾保留盐和排出盐的功能均减弱，尤其应注意身体体内钠和氯的平衡。

中老年人血压一般偏高，因此要控制食盐的进食量；中老年人肾功能一般偏差，因此食盐的进食量既不能太高也不能太低。综合起来，建议中老年人的食盐进食量每天在5~8克为宜。

10. 中老年人的胆固醇应如何供给?

胆固醇是中老年人所害怕的，因为胆固醇多了会造成动脉粥样硬化。但是动物性食物或多或少地都含有胆固醇，而动物性食物的营养丰富。由于存在着这样的矛盾，所以常有人问：“中老年人的胆固醇应如何供给?”

回答这个问题要从两方面看：第一，胆固醇并不是人体必需营养素，人体内自身会合成胆固醇，所以可以不吃胆固醇；第二，胆固醇是人体各组织细胞的必要成分，并且也是合成胆汁酸盐和各种类固醇激素的必需原料，如果食物不提供胆固醇，肝脏就会合成足够量的胆固醇，如果食物中含有胆固醇，人吃了之后便会抑制胆固醇在肝中的合成，使人体胆固醇代谢处于平衡状态。

进食的胆固醇在小肠被吸收，同时，还有一部分体内的胆固醇自胆道随胆汁输入肠管后仍可在小肠再吸收。食物中的胆固醇酯（即胆固醇与脂肪酸的结合物）需经过肠道的胆固醇酯酶水解后才吸收，故吸收率比游离胆固醇低。例如，肉类的胆固醇酯的含量通常占胆固醇总量的一半以上，而蛋类胆固醇却以游离型为主，所以蛋类胆固醇比肉类胆固醇容易吸收。

按照我国的一般要求，胆固醇的日进食量应在 300 毫克左右或更低，按国外的公认标准是属于低胆固醇膳食。这样每天吸收外源性（由食物进入的）胆固醇约 100 毫克，对血清胆固醇水平的影响是不明显的。因为人体血浆中胆固醇的总量在 10 万毫克左右，人体每天代谢排出的胆固醇有 1 千毫克左右，如果不吃胆固醇，人体每天由肝脏合成胆固醇一千毫克来补充，如果吃了胆固醇则肝脏的合成量就会相应地减少些，这是生理上的反馈抑制。按这样计算，一个人每天可以吃上 150 ~ 200 克（3 ~ 4 两）肉或者两只蛋，约可折合成 300 毫克的胆固醇，决不会使血清胆固醇升高或者使体内胆固醇代谢失去平衡。当然，那些血浆胆固醇水平较高的以及心血管系统并不很健康的中老年人，适当注意少吃些含胆固醇多的食物，但不必太禁忌。

第八章　中老年人常见疾病的饮食治疗

中老年人常见病的发生，常与生理功能的退化、机体免疫力的降低、内分泌系统的改变及饮食营养的不平衡，有密切的关系。从饮食角度上看，如果食用含糖量过多的食物，则易发生高甘油三酯症、冠心病、动脉粥样硬化症、糖尿病等病症。如果食用含蛋白质过高的食物，会影响机体内的蛋白质和脂质代谢，及心血管系统和肾脏的生理功能。如果食用含动物脂肪的食物过量，容易发生心血管疾病及动脉硬化。以上这些慢性病的发生，与人们的膳食习惯不合理均有关系。到了中老年时期，如果发生了常见疾病，最好进行饮食治疗，以利于病情好转及康复。

1. 什么是饮食疗法？

在我国是非常重视饮食疗法的。早在《黄帝内经·素问》这部医学经典著作中我们的先人就提出了“食饮有节”的原则。节就是节律、节制，要求按时用餐，不要暴食暴饮，不要过饥过饱，不偏食而要有合理的营养摄入。

我国医学理论认为：食物是供给人体营养素的物质基础，它是人体健康的保证；而消化系统是人体消化、吸收营养素的机制，这些皆是后天之本。所以，要使人体健康，必须调理好后天之本，即要从饮食中获取良好的营养，又要使消化系统功能好。作为饮食要强调它的营养，对于中老年人来说除了要注意饮食本身外还要注意控制好摄入的量，过多或不足都是不合理的，会影响身体健康。在《黄帝内经·素问》中有：“谷肉果菜，食养尽之，勿使过之，伤其正也。”意思是各类食物若合理搭配就会起到很好的滋补身体的作用，但不可过度，饮食过度就会损伤人体引发疾病。以上的话告诫中老年人要做到：饮食适当可以养身，但过食则会伤身。

从先人的领悟中可以看到饮食疗法的前身已然被认识了。此后随着我国医学的逐渐发展饮食疗法成为一门被人们广泛知道的学科，有人将其简称为食疗。唐代孟诜写了一本《食疗本草》，根据当时的医疗知识和对食物的认识描写了各种食物在治疗疾病中的作用。宋代陈直写的《养老奉亲书》，偏重介绍了食疗和四时养老的问题。还有元代忽思慧著《饮膳正要》。这些都是古代饮食疗法的著作。这些巨著充分说明了饮食疗法的历史之深远。

2. 流行性感冒病人的饮食治疗

流行感冒简称流感，是由流感病毒引起的急性呼吸道传染病。流感病毒主要通过空气中的飞沫传播，具有高度传染性。流感病毒由于血清抗原性的不同，分为甲、乙、丙三型。各型又分若干抗原性不同的亚型。大流行主要由甲型流感病毒引起，每次大流行的发病率可达 20% ~ 40%以上。乙型流感病毒可引起局限小流行。丙型流感病毒流行范围较小。流感的潜伏期仅为 1 ~ 3 天。流感在临床上分为单纯型、肺炎型和中毒型三种。单纯型流感症状为头痛、发热、畏寒、乏力、全身酸痛等。全身症状或退热后，可发生鼻塞、流涕、喷嚏、咽痛、干咳等呼吸道症状，有时有食欲不振、恶心、便秘等消化道症状，一般精神状态都不佳，体力恢复较慢。肺炎型症状为高热不退、气急、阵咳、咯血等，病程可达 3～4 周，患者白细胞计数低，中性粒细胞减少，肺部有絮状阴影，少数患者可因心力衰竭或周围循环衰竭而死亡，年老患者易从单纯性流感转为肺炎型流感，或者直接患肺炎型流感，故中老年人在冬季流感流行季节，应加强预防。中毒型流感的症状为高热不退，神智昏迷，儿童发生抽搐，少数病人血管神经系统紊乱、肾上腺出血，引起血压下降或休克。甲型流感病毒，还可引起急性腮腺炎或急性肾功能衰竭等。流感病人除加强体育锻炼，提高御寒能力外，更重要的是应注意营养，加强自身的免疫功能。这是及时杀灭流感病病毒或防止病毒蔓延的有力手段。对于中老年人，这样来加强自身抗体会起到更为重要的作用。

易诱发流行性感冒的因素：病毒感染。

对患者的生活建议：

（1）应供给富于碳水化合物的食物。如：白米粥、小米粥、小豆粥、绿豆粥等。流感患者因为食欲不佳，一般不喜欢吃甜食，可以配合一些酱菜、大头菜、榨菜丝或各种豆腐乳等小菜佐餐，有利于食欲。

（2）流行性感冒的患者一般怕油腻，不要用大量肉类或鸡鸭肉汤等油多的食品。可用鸡茸、鸡松、肉松、牛肉末、鱼丸等清淡或浓缩性的食品，以增加蛋白质和热量的摄入。

（3）应供给充足的蛋白质，特别是优质蛋白质，每公斤体重应供给 1～1.5 克，其中动物蛋白质应占 30%～40%，这样可以加强机体的免疫功能。应多用牛奶、蛋羹、鱼类、鸡茸、豆浆、奶粉等。

（4）应供给含有丰富的维生素 C 和胡萝卜素的水果和蔬菜。水果，可多食桔子、柠檬等；并可多供给酸性果汁，如：猕猴桃汁、红枣汤、山楂汁、鲜桔汁、蜜饯红果等。这样可以促进食欲，降低口苦的感觉。蔬菜，可多供给菠菜、番茄、胡萝卜等，还可以适当的增加些胡萝卜素、维生素 C 制剂等，总之要保证维生素充足。

（5）流感患者应多饮水，每日应摄入液体至少在 2500～3000 毫升之间，这包括食物和汤类中的水分。除饮水时加上述各种果汁外，还可饮鲜菊花茶，它可以清热、解毒、利尿。此外，可饮淡绿茶、花茶、淡咖啡、热可可等，以使神经兴奋、恢复体力、增强耐力、促进食欲，并能够减少呕吐、恶心等症状。

（6）严禁饮酒及禁用强烈的调味品，以避免中老年人引起气管炎和肺炎。

（7）中老年人更应多用易消化的食物，做到少量多餐，使胃肠得到休息，减少心肾负担。

（8）患者食欲恢复，症状消失后，可改为含蛋白热量充足的软饭或普通饭饮食，以补充机体大量的消耗和损失。

3. 骨质疏松症的饮食治疗

骨质疏松症是中老年人的一种常见病、慢性病。它的特点是单位体积内骨组织的总量减少，骨小梁变细，皮质变薄和髓腔增宽，但是骨的化学成分是正常的，髓腔内的软组织在质的方面也是正常的。因为骨组织总量减少，使骨的脆性增加，以至轻微的外伤，都容易引起骨折。一般在40岁以上的人，常有骨组织总量减少的现象。女性发生骨质疏松症比男性的多，并且发生时间比男性早。易引起骨折的部位为腕、股骨颈、肱骨近端和椎体。而发生这些骨折的原因多半是由于骨质疏松，使骨的脆性增加而引起的。中老年人有骨组织总量减少或骨质消失快的现象，骨折危险也增加。因此，更应了解什么是骨质疏松？如何防治？

易诱发骨质疏松的因素是：①酒精中毒；②疾病的影响，例如：坏血病、胃部分切除、类风湿性关节炎、甲状腺中毒症等；③由于性腺功能衰退，使性激素下降引起的；④饮食营养因素，由于有的中老年人食欲差，或者进食量少以及吸收能力差等因素，而使蛋白质、维生素C、维生素D等营养物质供给不够，尤其是蛋白质、钙、磷、维生素D是形成骨组织的基本物质，供应不足，即易发生骨质疏松症；⑤缺乏阳光照射、缺少运动，因为运动能促进肢体活动和肌肉收缩，并能促进骨的生长与钙在骨内的沉积。

各营养素供给标准

蛋白质：中老年人每日应供给充足的蛋白质。蛋白质是血液、肌肉、肌腱等各组织修补更新的材料，蛋白质是形成骨骼的基本材料，此外，酶、抗体、激素也都由蛋白质构成，因此，蛋白质除形成骨骼成分外，还能增强免疫作用。组成蛋白质的氨基酸有20种。一部分氨基酸是机体必不可少的，自己不能合成的，必须从食物中摄取的，称为必需氨基酸。成人需要的必需氨基酸有8种，其中以赖氨酸、蛋氨酸，是中老年人最为需要的。

中老年人每日应供给的蛋白质应为优质蛋白，如：奶类和蛋类，因其所含的必需氨基酸很齐全，其比例也适合人体的需要，因此称为优质蛋白质。尤其是蛋类中的白蛋白、乳类中的乳白蛋白，骨头中的骨白蛋白及核桃中的核白蛋白，都含有胶原蛋白和弹性蛋白，胶原蛋白和弹性蛋白都是连接纤维和组织的物质，也是连接成骨骼的重要成分。因此，中老年人应多吃奶类食物和蛋类食物等。

钙：中老年人防治骨质疏松症，钙是必不可少的营养素。钙是构成骨骼的重要材料，钙可使骨骼形成骨架，并使其坚固、持久，并能支持身体平衡。新骨的生长也需要钙。骨骼可构成胸腔、可保护心、肺等脏器。又可形成脑壳，保护脑髓。

钙对中老年人防治骨质疏松症很重要，成年人每日需钙600~800毫克，中老年人的需钙量更应高于此量。如果吃蛋白质数量较高时，钙的需要量就应增加。因为摄入蛋白质量增加时，会从尿液中排出大量的钙。

钙主要是在牛奶、奶粉、鸡蛋、干酪、豆腐干等的食物中存在的，并且它们属于容易被吸收的钙质，十分适合于中老年人食用。其次，在芝麻酱、螃蟹、骨粉等食物中含钙量也较高，但吸收率不尽如人意。菠菜、茭白、竹笋等蔬菜中因含草酸盐高，其钙质并不易被人体利用。此外，红果、柑桔、红枣中的含钙量也较多。

磷：骨骼内的无机盐主要是钙及磷。磷和钙构成骨骼和牙齿。若磷和钙不足，能破坏成骨作用，而影响骨骼钙化，致使骨组织软化，中老年人则易发生骨质疏松症，还容易骨折或食欲不振等。因此中老年人的饮食也应注意摄入含磷丰富的食物，如：猪肉、鱼、鸡、肝、乳类、乳制品、蛋黄、核桃、花生米等都是磷的优良来源，植物性食物中如：谷类，特别是米糠和麸皮含磷最多，蔬菜、水果中磷的含量较低。如果中老年人每日摄取的蛋白质及钙够量，一般来说磷的含量也应是足够的了。

维生素 D：维生素 D 对人体的主要生理功用是可以增加钙的吸收，并能将贮存在骨骼中的钙，移动出来，促进骨骼钙的利用和骨骼钙的吸收。因此，维生素 D 是调节钙磷正常代谢所必需的营养素。此外，维生素 D 还能促进骨骼生长。但是维生素 D 的摄入不可过量，如果过量能引起食欲不振，口渴、疲劳、呕吐、腹泻、腹部不适、体重减轻等多种症状。过量的维生素 D 还可使血钙水平升高，使钙沉积在肾脏内，有损于肾脏，影响肾功能，最后可能发生生命危险。维生素 D 已被公认为是能预防及治疗骨质疏松症的营养素了。补充维生素 D 有许多种措施，例如：固醇类是维生素 D 的潜在来源，直接晒太阳，接受紫外线的照射。或者食用经过紫外线照射的食物，食用鱼肝油以及食用维生素 D 强化剂等。而中老年人每天多晒太阳或吃混合膳食，就可以满足正常的需要。

维生素 C：维生素 C 与骨胶原的形成有关系。骨胶原是结缔组织的组分蛋白质，又名胶原蛋白，是连接骨骼、牙齿、结缔组织、微细血管中细胞的粘接物所必需的。此外，骨折或骨科手术时更需要大量的维生素 C，对伤口愈合很重要。因此，中老年人应多食富于维生素 C 的食物，以利于骨胶原的形成，防治骨质疏松症。富于维生素 C

的食物，有新鲜的绿色蔬菜、柑桔类、西红柿、红果、猕猴桃等。中老年人骨质疏松时，每日可摄入100毫克的维生素C。

4. 糖尿病的饮食治疗

糖尿病是一种有遗传倾向的常见的内分泌代谢异常的疾病。如果不进行很好的控制，易引起并发症。糖尿病的急性并发症有酮症酸中毒、高渗性昏迷、感染等。还有如：血管、神经并发症，造成心、肾、视网膜病变等。神经损害可以发生在脊髓、脊髓根、脑（血管损害、低血糖）、末梢神经及运动神经、感觉神经、自主神经等。糖尿病的发病机制主要是因为糖代谢紊乱。糖代谢由神经内分泌系统控制。内分泌系统有了障碍，就引起胰岛细胞功能减退，致使胰岛素分泌不足，造成碳水化合物在体内不能完成代谢，也使蛋白质、脂肪、维生素代谢紊乱，严重时还会发生水和电解质、酸碱代谢全面发生紊乱。

糖尿病分原发性和继发性两类。原发性糖尿病占绝大多数，继发性糖尿病多可发现直接的诱因，原发性的糖尿病诱因并不是十分明确。还可将糖尿病分成胰岛素依赖型（易致酮症型），现称为1型糖尿病及非胰岛素依赖型（不易致酮症型），现称为2型糖尿病。中老年糖尿病为非依赖型较多，发病多在40岁以后。80%左右的病人有肥胖症，病情较轻的单用饮食控制，即可使病情稳定。

表8－1为胰岛素依赖型（1型）与非胰岛素依赖型（2型）的区别：

表8-1 1型糖尿病与2型糖尿病的一般区别

1型（胰岛素依赖型）青少年	2型（胰岛素非依赖型）中老年
1. 发病常在青少年期，发病人数还不到糖尿病人数的5%	1. 40岁以后发病的占80%，占糖尿病人数的95%左右
2. 胰岛素停止产生或产生的量少	2. 胰岛细胞数量正常，胰岛素的产生正常或产生过量
3. 病人一般不胖，但发病初期常有较显著的体重下降	3. 80%左右的病人有肥胖症，发病较隐蔽
4. 采用胰岛素治疗	4. 一般情况下不用胰岛素治疗
5. 由饮食与胰岛素控制病情	5. 较轻的患者进行饮食控制即可，有的则还需用一些降糖药
6. 经常发生酮症、酸中毒	6. 病情稳定容易发生酮症、酸中毒

糖尿病的典型症状为三多一少：即多饮、多尿、多食和体重减轻。但是糖尿病的这典型症状也并非是必然的情况。中老年糖尿病的特点为病情隐匿，三多一少症状不明显，有的糖尿病患者甚至并没有三多一少的症状。首发症状常以并发症为主，如严重心脑血管疾病、视力减退、末梢神经炎、肾小球硬化症等，年龄愈高并发症愈明显。尿糖与血糖不呈比例，不能只靠有无尿糖断定，应多次查验血糖。老年期因肾功能降低药物排泄慢，应严防低血糖或高血糖。糖尿病患者除了这些典型症状外，还可能有所谓的全身症状，腰痛、四肢酸痛、手足麻木、视力减弱等症状的发生，应给予注意。

易诱发糖尿病的因素：（要将1型糖尿病与2型糖尿病分别进行考虑）

1型糖尿病的易诱发因素：①与遗传有关；②与自身

免疫功能异常有关；③与病毒感染有关。

2 型糖尿病的易诱发因素：①年龄的增长；②不科学的生活模式，饮食不当、能量摄入过多、体力活动减少、抽烟饮酒等；③心理的应激情况，过度的心理压力、紧张的情绪等；④其他疾病或是用药不合理。

糖尿病流行病学现已明确：食物成分中的肥胖、高脂肪、高蛋白等环境因素与非胰岛素依赖型（中老年型）即 2 型糖尿病的发病率有着重要的关系。

糖尿病是一种慢性、全身性、进行性的内分泌疾病。病程可以从几年到几十年，它是一个长期由生理、生化过程发展到病理、解剖过程而严重损害人体阶段的疾病。病变损害主要在胰岛，糖尿病人由于绝对或相对缺乏胰岛素，引起全身代谢紊乱及酸碱平衡失调，严重时可发生酮症酸中毒等并发症的一个演变过程。糖尿病中的糖、脂肪、蛋白质、电解质、水及酸碱都有严重的代谢紊乱。其中最主要的是碳水化合物、脂肪和蛋白质的代谢紊乱。

主要的代谢异常有：

(1) 碳水化合物代谢异常　糖代谢紊乱的表现主要是空腹血糖及餐后二小时血糖升高，并有尿糖。作为胰岛素是一种储能激素，当胰岛素分泌不足时，肝脏摄取葡萄糖合成肝糖原能力减弱，使过多的葡萄糖进入血液循环，同时因末梢组织利用葡萄糖能力减弱，引起餐后高血糖。当胰岛素严重缺乏时，机体会动员体内储存的能量，使蛋白质、脂肪代谢加速，糖原异生作用增强，肝糖原输出可增加到正常人空腹时的三倍或更多。这样会使高渗透压大于 320 毫渗量/升，若不及时补救，可发展为高渗性昏迷，还可发生乳酸性酸中毒，早期时还可以发生有反应性的低血糖症。

(2) 蛋白质代谢异常　正常人摄入蛋白质主要用于细胞组织的代谢修复，糖尿病患者由于能量来源不足，为补充热量，部分蛋白质进行氧化；由于缺乏胰岛素，肝脏及肌肉中蛋白质合成减少，分解增多，成糖氨基酸转化为糖的过程增加（糖原异生作用增加），成酮氨基酸转化为酮体增加，致使出现负氮平衡。较重的病例，蛋白质大量分解，几乎全部转化为糖，血液中氨基酸及非蛋白氮浓度增高，尿中氮化物及有机酸增多，影响水及酸碱平衡，产生失水及酸中毒。小儿则生长发育受阻，中老年人消瘦。蛋白质代谢紊乱可发生低蛋白血症，尤其是当肾脏受到损害时，容易发生。此外，由于抵抗力减退，患者常并发多种感染，易患化脓性炎症、结核、霉菌等感染，伤口不易愈合等。

(3) 脂肪代谢异常　胰岛素缺乏，使体内脂肪合成减慢，分解速度加快，患者大多会出现血浆脂质增多的现象。脂肪代谢紊乱的表现主要是患高脂血症、高脂蛋白血症、高甘油三酯症及高游离脂肪酸血症伴有或不伴有低密度脂蛋白（LDL）升高等症状。特别是成年或老年型的糖尿病患者，在症状轻时，血脂增高，晚期血脂则降低。

生活建议：对于糖尿病患者来说，应该十分注意生活习惯。糖尿病的治疗是一种综合治疗，包括糖尿病教育；心理治疗；饮食治疗；运动治疗；药物治疗（包括口服降糖药或胰岛素）及病情监测等多项措施的有机结合。通过治疗糖尿病的方法可以看出治疗糖尿病更多的是依靠生活。

治疗糖尿病最好的医生是患者自己，治疗糖尿病最好的药物是生活。

在生活中我们可以采用的最多的、最有效的、也是最基本的治疗手段是饮食疗法。饮食治疗的目的是维持和改善病人的体重和营养状况，使其达到合理的水平。它的做法是适当的限制每日食物的总能量，调整各类食物的比例，给出合理进食的量以达到减轻胰腺β细胞负担，促进其功能的好转为目的。这样可使糖代谢得以改善，可消除或缓解临床症状，防止并发症的发生。患者能够维持一般生活能力，并能担负轻型劳动，这就是治疗的成功，当然最终的目的还是要是患者益寿延年。

糖尿病饮食治疗的原则

（1）合理安排能量的供给量　能量是人体内外活动所不可缺少的动力。对于糖尿病患者的能量需要应根据患者的年龄、性别、身高、体重、运动量、病情、合并症等情况，特别应根据保持其标准体重及维持其社会生活所必要的能量来决定摄取多少热量，对中老年病人来说应保持活动量的最低需要量。能量与营养素的供给量已由20世纪30~40年代的低能量、低糖量、高脂肪的要求改为今天的在合理控制能量基础上适当提高糖类及膳食纤维、降低脂肪进量的原则。在20世纪30~40年代，我国糖尿病人的饮食中能量为每天1200~1400千卡，其中糖类约为60~100克，仅占总能量比值的20%~30%，脂肪约为100克，占总能量比值的60%以上，每日主食甚至低于50克。20世纪50年代略有改变，能量放宽至每天1500千卡，甚至更高些，糖类约每天150~200克，占总能量比值的40%左右。直至60年代由于心血管并发症成为糖尿病人死亡的主要原因之一，逐渐提出了增加糖量及膳食纤维，降低脂肪的主张。人体所需能量的主要来源是食品中所含的糖类、脂肪和蛋白质，糖尿病病人的能量供给量以达到并维持理想体重或略低于正常体重为宜。部分肥胖者体内脂肪细胞增大，胰岛素敏感性下降，不利于治疗；消瘦者机体免疫力下降，易感染传染病，也有碍治疗。所以这就要求病人的体重应控制在理想范围内。由于肥胖或消瘦患者的体重很难达到理想状态，所以我们提出了合理体重的概念，争取使肥胖患者或消瘦患者在短期内达到合理体重为宜。

那么如何计算呢？计算标准体重的方法是身高（厘米）减去105。根据标准体重和患者职业的工作性质，即可计算出每日应供给的能量。

成年人休息者每日每公斤体重供给能量25～30千卡，中老年人肥胖型者可供给25千卡。

轻体力劳动者每日每公斤体重供给能量30～35千卡，中老年人可供给30千卡。

中等体力劳动者每日每公斤体重供给能量35～40千卡，中老年人可供给35千卡。

重体力劳动者每公斤供给能量40千卡。

但中老年人如为消瘦型或患有消耗性疾病，应酌情增加10%～20%的能量；如为肥胖型应酌情减少10%～20%的能量。

（2）糖类与膳食纤维的供给　近年资料提出，在合理控制能量的基础上适当提高糖类的摄入量，不仅不会影响病人的血糖，且还有增加胰岛素的敏感性和改善葡萄糖耐量的作用。至于提高糖类的摄入量是否可促使病人的血脂升高，意见不一。有的认为即使可引起甘油三酯升高也是暂时性的，一旦病情控制好，血甘油三酯即可下降。也有资料认为，糖类供给量不宜过多，因为糖类是影响血糖升高的重要营养素。多数主张其供给量应按总能量比值的50%～60%计算，谷类食物如米、面是饮食中糖类的主要来源，含量约为70%～80%，乳、豆、果、菜也含有一定数量的糖类。我国糖尿病人的糖的供给量大约控制在每日200～350克。如对体重正常，单纯用营养治疗的病人，开始时，糖类控制稍严，每日200克（折合主食约250克）。膳食纤维是一种不产生能量的多糖，按理化性质分为可溶性膳食纤维和不可溶性膳食纤维。可溶性膳食纤维包括水果中的果胶、海带、紫菜中的藻胶、某种豆中的胍胶和魔芋块茎中的魔芋精粉等；非可溶性纤维包括植物中的纤维素、半纤维素和木质素，在谷、豆类种子的外皮，蔬菜的茎、叶部的果实中均含有之。流行病学的调查和临床观察皆提出膳食纤维，特别是可溶性膳食纤维有控制血糖上升幅度，改善葡萄糖耐量和降低血胆固醇的作用。其作用机制可能与膳食纤维的吸水性以及减缓食品在胃肠道的消化吸收等因素有关，故提出膳食纤维供给量应充足。但近期美国的临床观察指出膳食纤维虽有阻碍葡萄糖在肠道吸收的功能，但其影响血糖降低的效果并不明显，因此认为膳食纤维的供应应和正常人一样，每日20～35克，包括可溶性膳食纤维和非可溶性膳食纤维。

（3）脂肪的供给　脂肪是人体最主要的能量来源，食品中脂肪可分为：动物性脂肪与植物性脂肪。动物性脂肪如牛油、奶油、羊油、猪油、黄油及乳、蛋、肉中所含的脂肪。这类脂肪含饱和脂肪酸较多，且富含胆固醇，有升血脂作用。植物性脂肪，含多不饱和脂肪酸较多，如：花生油、芝麻油。糖尿病人的脂肪供给量可按占总能量比值的20%～30%供给，总供给量为每日40～60克，其中烹调油最好低于25g，并限制饱和脂肪酸。应控制在饱和脂肪酸:单不饱和脂肪酸:多不饱和脂肪酸=1::1:1。

（4）蛋白质的供给　蛋白质是维持生命的物质基础，没有蛋白质就没有生命。但其需要量绝非越多越好，过多会增加肾脏负担，对正常人及糖尿病人均如此。有资料提示，糖尿病人的蛋白质摄入量过多可能是引发糖尿病肾病的一个饮食原因，故主张对糖尿病人的蛋白质供给以每公斤体重0.8～1克为宜，每日总量为50～70克；病情控制不好，出现负氮平衡或中至重度消瘦者可适当增加，每公斤体重1.2～1.5克，每日总量约为70～100克，其中优质蛋白质应占总量的50%以上。蛋白质所供能量应占总能量比值12%～20%。在我国膳食中谷类所供蛋白质占一定比重，100克谷类如米、面的蛋白质含量为7～8克。不足部分再以富含蛋白质的乳、蛋、禽肉、豆类等食物提供。

（5）无机盐、微量元素和维生素　这几类营养素是调节机体生理功能所不可缺少的营养素，必须供应充足。多数人认为，糖尿病人对这几类营养素的需要量与正常人一样。只要能摄食全面均衡的膳食，一般不需要额外补充无机盐、微量元素或维生素药物制剂。每日应供给充足的富含维生素B的食品（如瘦肉、豆类、奶类等）及维生素C的食品（如各种新鲜绿色蔬菜）。为了防止高血压，要限制钠盐，每日低于5克，伴有高血压者限制在4克以下。需提出的是关于钙、铬的补充问题。钙是骨骼、牙齿的主要成分，糖尿病人的骨质疏松发病率高于非糖尿病人，其原因可能有：①钙摄入的不足；②钙的流失增大；③体内钙代谢紊乱。应注意牛奶是补钙最好的食物。铬能增强胰岛素的作用，它主要含在肉、肝、奶、蘑菇、啤酒等食物中。

总之，目前对糖尿病营养治疗原则可归纳为：在合理控制能量的基础上适当提高糖类摄入量，注意膳食纤维的供给，减少脂肪摄入（主要是饱和脂肪酸的摄入）。至于其他营养素，也必须保证适宜。甜食虽非绝对禁用，但必须在医生及营养师指导下选用，而单双糖的摄入还是应严格控制。尽量做到食品多样化，应每日少量多餐，定时定量。

注意合并症患者的膳食设计：老年糖尿病人如并发有高血压、高脂血症、肝脏损害、感染、糖尿病性肾病、脑血管病，应参考表 8－2 分别考虑其膳食设计。

表 8－2 为常用中老年糖尿病膳食营养素分配比例及每日主食数量。

表 8－2　常用中老年糖尿病膳食营养素分配

热量	蛋白质	脂肪	碳水化合物	主食	参 考
（千卡）	（克）	（克）	（克）	（两）	
1300	53	34	196	4.5	肥胖型
1400	55	50	180	4	肥胖型
1500	60	50	200	5	轻体力
1600	70	53	210	5	轻体力
1700	76	56	220	5.5	轻体力
1800	72	63	240	6	中体力
1900	80	64	252	6.5	中体力
2000	85	69	260	6.5	瘦型中体力
2200	83	64	290	8	瘦型消耗性疾病

糖尿病饮食疗法的具体措施：

(1) 对所用的食物量进行规定，糖尿病的膳食是一种计算量的膳食，一切食物在烹调前应计算好数量（或称好重量），计算或称量可食部分。主食内可用一部分粗粮如玉米面、小米、豆类。不经过医师或营养师医嘱，不得任意增减，食物种类可以按“互换法”交换或用“交换份”法使用。在体力活动时应予以增加。在发生低血糖的情况时，可酌情增加，一般饮葡萄糖水效果最明显。

(2) 严禁含精制糖的食品如白糖、各种糖果、点心、饼干、雪糕、冰激凌、蜜饯果品等，可用食物交换的办法，在营养师指导下，食用些甜味剂食品来提高生活质量。

(3) 对于含碳水化合物过高的食物，如藕粉、杏仁粉、粉丝、粉条、白薯、山药、土豆、芋头、藕等应注意，如食用，应在主食内减少碳水化合物量。

(4) 水果为果糖类，应根据病情，不食用或少食用，如需食用，每日不得超过 100 克（如苹果、梨、桔子、杏、桃等）。禁食香蕉（含糖量高）、水果罐头、高糖桔汁、蜜饯果脯糖分过高的水果等。

(6) 禁止饮酒（包括啤酒、葡萄酒、黄酒等）。如必须饮用时，每毫升酒精按 7 卡热量计算，从食物内扣减。

(7) 油类可用植物油，应少用猪油，还要注意黄油、奶油的摄入量。

(8) 应多吃蔬菜，如小白菜、大白菜、菠菜、芹菜、洋白菜、菜花、西红柿、黄瓜、冬瓜、茄子、南笋等。

(9) 对于糖尿病患者应提倡少量多餐。为防止饥饿发生低血糖，最好按一日多餐进食。上午 10 点、下午 3 点应分别进行加餐。最好临睡前，在加一餐。加餐的食物可选用：水果、牛奶、饼干、面包之类的。但要切记食物的量不可过度。

方法简介：下面介绍食物互换法

以前人们利用的是食物互换法是根据下面三个换算法以调剂饮食的方法。

主食换算法

面粉1两=馒头1.5两

面粉1两=生面条1.3两

面粉1两=油饼1.6两

小米1两=小米饭2.2两

机米1两=机米饭2.5两

肉类换算法（以瘦肉作标准）

瘦肉1两=鱼1两=鲤鱼0.8两

瘦肉1两=瘦牛肉0.8两

瘦肉1两=鸡肉0.8两

瘦肉1两=大虾0.8两

瘦肉1两=大鸡蛋1个

瘦肉1两=牛奶6两

瘦肉1两=豆浆7两=豆腐7两

蔬菜换算法

含3%的蔬菜1斤=含2%的蔬菜1.5斤。

3%蔬菜有圆白菜、茄子、菜花、苦瓜等。

2%蔬菜有黄瓜、冬瓜、南瓜、蒜黄、大白菜、南笋、小白菜、西葫芦、芹菜等。

现在人们使用的方法：首先对食物种类的选择上依靠的指标是“血糖指数”，这是一个衡量各种食物对血糖可能产生多大影响的指标。测量方法是测量吃含100克葡萄糖的某种食品后几个小时内的血糖水平，计算血糖曲线下面积与同时测定的100克葡萄糖耐量曲线下面积之比。血糖指数的高低与各种食物的消化、吸收和代谢情况有关，一般来说，食物导致血糖升高越少，其血糖指数就越低；反之就越高。经测定各种豆类及豆制品、燕麦、麦麸、荞麦、各种杂合面或各种面食，以及糙米等食物，对糖尿病患者是有益的，因此建议患者每餐选用1～2种较低血糖指数的食品，这样对于控制好血糖非常有益。

糖尿病人进行饮食控制的时，最多选用的是——食物交换份法。这种方法是目前广为使用的糖尿病饮食控制方法，其特点为：控制病人摄入的总热量，使体重达到并维持在理想或适宜水平，并掌握好蛋白质、脂肪、碳水化合物的摄入比例，将营养素含量相似的食物进行等热量互换。此种方法，可以使病人摄入更多重的食物，丰富营养素的摄入。而且为了将血糖波动控制平稳，鼓励病人在总热量一定的基础上，少量多餐，并适当辅助体育运动，以使摄入热量与基础代谢和体力活动消耗之和达到平衡。使超过标准体重范围的病人的体重恢复至标准范围之内。

食物交换份法是将能提供90千卡热量的食物算作一份，包括：谷类25克、蔬菜类500克、水果类200克、大豆类25克、奶制品类160克、肉蛋类50克、硬果类15克、油脂类10克。

通过计算出病人的总热量除以90千卡得出食物总份数，再确定出所需主食量、所占份数，以便确定副食量，见表8－3。

表 8－3　食物交换份总表

总热量(千卡)	总份数(份)	主食量(两)	所占份数(份)
1200	14	3	6
1300	15	3.5	7
1400	16	4	8
1500	17	4.5	9
1600	18	5	10
1700	19	5.5	11
1800	20	6	12
1900	21	6.5	13
2000	22	7	14

热量及营养素含量相似的食物（均为生重）之间的等量互换：

25 克米/面 = 100 克土豆 = 200 克水果

500 克绿色蔬菜 = 200 克胡萝卜 = 100 克芋头

10 克植物油 = 25 克花生米 = 25 克葵花籽

50 克瘦肉 = 60 克鸡蛋 = 50 克豆制品 = 100 克豆腐

应引起注意的是：每日的主食摄入量不能缺少，为了丰富食物种类，促进食欲，可按交换份法的等能量交换量变换副食，但必须注意的是，无论怎样变化食物的种类，根据身高和所需能量所计算出的总能量是不能改变的，一定要控制在范围之内，而且要避免长时间的低能量饮食所造成的营养不良。

5. 脑血管病的饮食治疗

脑血管病是一种危害人民健康，威胁生命，影响劳动力的常见病和多发病。脑血管病的症状在脑部有头痛、头晕、嗜睡、呕吐、意识迟钝、精神障碍等反应。在基底动脉系统有复视、眼震、眩晕、感觉异常、共济失调或猝倒发作等。脑血管的病情特点是发病急、变化快、病情重、危险大。

易诱发脑血管病的因素：①高血压病和脑动脉粥样硬化（老年脑血管病有80%～85%是因为这个因素发病的）；②饮食不合理；③生活习惯不健康；④精神压力过大，过度紧张。

生活建议：

（1）热量　膳食总热量摄入要满足身体消耗的热能需要。要使所摄入的能量尽可能的适宜。因为过高的热量会增加身体脂肪组织，形成肥胖。肥胖者易患高血压和动脉硬化症。有人曾经调查过皮下脂肪厚的人，发现心肌梗塞者较多。体重过重的人，心、肾血管病、脑血管疾病死亡率高。因此控制体重，防治肥胖，是防治脑动脉硬化及冠心病的一个重要环节。

（2）碳水化合物　成年人脑的重量约1400g，在基础代谢的条件下，脑的耗氧量占全身耗氧量的20%，因此大脑每分钟约需氧500～600毫升，需葡萄糖75～100毫克，才能维持正常功能活动。而糖是脑能量的主要来源，脑组织所用的糖，绝大部分是葡萄糖。脑组织虽然也有糖原，但含量很低，所以单靠糖原并不能满足需要，主要是依靠外源的葡萄糖，通过血液循环，把葡萄糖运送到脑，才能维持脑的正常功能。若感觉到全身乏力，出现面色苍白、心慌多汗等症状的时候，一般血糖含量已低于60%～70%了。而当引起低血糖昏迷时，就表明了血糖含量已低于45%。因此，碳水化合物中的单糖及双糖类食品如水果、蜂蜜、蔗糖、牛奶等对脑血管病的防治有着重要作用。因为果糖及蜂蜜更易转化为葡萄糖，维持脑循环和脑组织的新陈代谢。果糖对血甘油三酯影响比蔗糖大，果糖更易合成脂肪。对中老年脑动脉硬化症者，可用适量的果糖和蔗糖。糖过量也影响蛋白质摄入。碳水化合物每日应供给350～400克。

（3）蛋白质　膳食中蛋白质与动脉粥样硬化的关系，很少有人注意。但经研究发现因长期缺乏蛋白质而引起营养缺乏症的患者的血胆固醇、低密度和极低密度脂蛋白均降低。可见，膳食中蛋白质供给量低于最低需要量，会起到降低血脂的作用。膳食中必需氨基酸的比例对动脉硬化也很重要。应多食用豆类蛋白质，除能得到多种氨基酸外，豆类中还有固醇和纤维素也有降胆固醇的作用。此外，适量的蛋氨酸，有防治动脉粥样硬化发生的作用。但蛋氨酸也不宜过多，应维持膳食中的蛋氨酸平衡。蛋白质可占膳食总热量的12%～15%，其中动物蛋白质应占1/3。

（4）脂肪　膳食中的脂类与动脉粥样硬化有着密切的关系。长期食用大量脂肪或大量胆固醇，可引起动脉粥样硬化。关于膳食中的胆固醇含量对血胆固醇的影响，有不少说法。多数人认为降低膳食中的胆固醇数量有降低血清胆固醇的作用，大量脂类物质，可在血管壁中沉积，加速动脉硬化的发生和发展，因此，对于脑动脉硬化的患者，胆固醇每日摄入量应限制在150毫克以下为宜。

膳食中脂肪的量与质对动脉硬化的影响是很重要的。而质比量对动脉硬化的影响更为重要。有的国家居民膳食中动物脂肪及胆固醇低，则血胆固醇也低，动脉硬化发病率也低。如：饮食内含脂肪少的日本人，他们的动脉硬化发病率就低。对于移居于夏威夷和美国大陆的日本人，因脂肪摄取量增加，血脂也随之升高，发生了明显的动脉硬化。这说明，发生动脉硬化与血缘、环境没什么关系，而与饮食有密不可分的关系。若脂肪摄入量多，但其动物脂肪量少，其冠心病发病率和死亡率低。由此证实了质比量对动脉硬化的影响更为重要。动物脂肪中除鱼油含不饱和脂肪酸较多外，皆含有较多的饱和脂肪酸。有人认为饱和脂肪酸易形成血栓。而植物油中除椰子油外，皆含有不饱和脂肪酸。不饱和脂肪酸是否可以降低血胆固醇水平呢？这个答案至今尚未完全阐明。但可能是因为它能促进胆固醇氧化而被排出体外的缘故，所以不饱和脂肪酸能降低血胆固醇水平。在血胆固醇下降时，可使肝脂蛋白、低密度脂蛋白下降。此外，不饱和脂肪酸中的亚油酸也有抗血栓形成的作用。

多不饱和脂肪酸虽然有降低胆固醇的作用，但摄入过多，能促使体内过氧化物增多并在体内堆积，这会破坏红细胞膜或线粒体膜。

(5) 维生素　维生素 C 能恢复失衡了的神经系统功能，还可以增强神经细胞的新陈代谢，对脂类代谢也有一定的影响。国内外不少人认为用大剂量维生素可提高胆固醇转变胆酸的速度，加强血管壁韧性，防止动脉粥样硬化的发生和发展。美国营养学家认为每日用 1000 毫克维生素 C，可预防治疗冠心病及防止动脉硬化。胆酸不能从粪便中排出，致使动脉壁出现典型粥样硬化病变，说明维生素 C 有促进胆固醇运转的作用。

用维生素 B_6 与亚油酸同时治疗，能降低血脂。

维生素 E 对防止动脉硬化症有较好疗效。能预防血栓的形成。维生素 E 有抗氧化功能，能阻止不饱和脂肪酸的氧化，改善心肌缺氧，并具有修复血管壁瘢痕的能力。有人主张每摄入 1 克不饱和脂肪酸，约需摄入维生素 E0.6 毫克，以保护生物膜不被过氧化物破坏。含维生素 E 丰富的食物有棉子油、玉米油、牛肝、牛奶、蛋类、青豆、番茄等。

烟酸是机体的递氢体，在机体代谢中具有重要作用。对降低低密度脂蛋白和极低密度脂蛋白的作用明显，能使末梢血管扩张，防止血栓形成，还能降低甘油三酯，对动脉硬化的防治有利。剂量以 3 克为宜。

(6) 无机盐与微量元素

镁：可用以减少脑动脉硬化。有人发现高热量低镁膳食，容易引起动脉粥样硬化，所以认为镁有利于血脂代谢，并具有抗凝血、血栓和防止血小板凝集的作用。当血中镁的含量低时，很可能伴有低血钾和低血钙，这样十分容易产生心律不齐，严重时会使心动停止。因此，应多选择富于镁的食物（小米、玉米、黄豆、红小豆、牛肝、牛奶、标准粉、豆腐干、水芹菜、瘦猪肉等）食用。

铜：铜摄取量过低，会引起血清胆固醇升高，铜缺乏可使主动脉弹性减低。含铜丰富的食品有肝、核桃、麻酱等，应保证铜适量。

铬：铬缺乏可引起血胆固醇和血糖升高，还会出现主动脉斑。脑血管疾病患者，其主动脉内含铬量低，有人认为铬与动脉硬化发病因素有关。含铬高的食品有粗粮、粗制糖、标准粉等。

镉：镉能引起高血压。有人试验镉能使血压升高，死亡率增加，肾动脉硬化，心脏扩大和动脉硬化。因此，高血压性脑病患者应用低镉食品，并应注意镉与锌的比例。因为锌和硒有对抗镉的作用。

锰：能抑制动脉硬化，绿叶菜含锰最多，咖啡、可可、花生酱含量也很丰富。

硅：能维护动脉壁的弹性，使脂质不易沉积。

脑血管病的膳食原则：

（1）采用完全平衡合理膳食。

（2）对肥胖体重患者应进行合理的减肥，使患者的体重达到适宜体重的标准。

（3）对动物脂肪及含胆固醇过高的食物应予以限制。

（4）可用植物油代替一部分动物油，有条件的患者鼓励食用一些橄榄油。使单不饱和脂肪酸:多不饱和脂肪酸:饱和脂肪酸＝1:1:1。

（5）应多吃蔬菜水果，尤其是富含维生素 C 的食物，如：柑桔、柠檬、山楂、猕猴桃。

（6）膳食中应有适当的蛋白质和豆类蛋白。

（7）应多吃含碘的食物如海带、紫菜、蘑菇、海米等，有利于降血压。

（8）膳食应以清淡为主，应尽力做到可以调动食欲。

（9）应采用低盐膳食，每日食盐摄入量为 2～3 克。

（10）严禁饮用烈性酒如白酒、白兰地酒等。

（11）禁用浓茶、咖啡及刺激性调味品如辣椒、胡椒面、咖喱、芥末等。

（12）每日应少量多餐，不要暴食暴饮。

（13）意识昏迷的患者可用鼻饲饮食，鼻饲配方有牛奶、混合奶、蛋清脱脂奶，高热高蛋白混合流质等。

6. 高血压病的饮食治疗

高血压是一种世界范围的常见病，更是严重危害人民健康的慢性病之一。以前有数据显示国内的高血压发病率是较高的，且中老年人的发病率远远高于青壮年。50岁以上的人发病率在15%以上。高血压可促使心、脑、肾等主要脏器血管损害，其死亡率也较高。

高血压是一种临床综合征，一般分为原发性和继发性两种，而原发性占绝大多数。我们把无肾脏疾病或内分泌疾病的中老年人的高血压一般称为原发性高血压，即平常所说的高血压病。近年来随着医学的不断发展，对血压的调节因素和原发性高血压的可能病因及机制做了大量的研究。继发性的高血压仅仅是某些疾病的一些症状，它常常是肾脏、内分泌和血管疾病的一种伴随症状，不受年龄职业等因素的影响。

它的主要症状为头昏、头痛、失眠、记忆力减退、乏力、心悸等症状。通过检查血压，收缩压或舒张压两者中有一项超过正常范围（我国规定收缩压等于或高于160mmHg，舒张压等于或高于95mmHg）者，即可确认为高血压；小于或等于140/90mmHg为正常；介于正常和高血压之间者，称为“临界高血压”。对于过去虽有高血压病史，但长期（三个月以上）未经治疗，后来血压正常者，不列为高血压；如连续服药治疗，检查血压正常者，则仍列为高血压。

易诱发高血压的因素有：①大脑功能的减退使其对舒张收缩压的调节降低；②各种慢性病的一种伴随性症状；

③饮食不合理；④经常精神紧张、活动量减少。

生活建议：近年来由于对高血压的病因和发病机制的深入研究，使人们认识到营养对高血压的确有着极其重要的影响和作用，又由于长期服用降压药多少都会有一定的副作用，因此，饮食治疗愈来愈受到重视。尤其在美国，对于轻型高血压病，不用药物治疗，只用低钠饮食治疗。采用合理的饮食治疗还可适当的降低用药量，故饮食治疗现在的地位是十分重要的，而它自然就被广泛的应用了。

针对各种营养素分析如下：

（1）限制能量　高血压病人中，最危险的就是体重严重超标。肥胖或体型高大者，由于脂肪过多，会压迫心肌，使心脏负担过重。因此，对于体重严重超标的患者，首先要节制饮食，使总能量的摄入维持在适宜体重的范围之内，这对高血压病的防治非常重要。如能量摄入过多，会使血管舒张调节功能降低，引起血压波动很大。根据临床观察，体重下降，血压也常随着下降，呼吸困难和疲倦无力等症状也可改善。故高血压病人应用低能量饮食，每日每公斤体重约需 30～35 千卡。国外有人主张 51 岁以上的老年男人，热量应为 2400 千卡，51 岁以上的老年妇女热量应为 1800 千卡。70 岁以上的热量需要，男人应减少至 2000 千卡左右，女性比男性应再减少 10%。对于超重者，每周体重减少 1～1.5 公斤，血压可下降。由此可看出限制能量的摄入对防治高血压有着极其重要的影响。

（2）蛋白质　对于单单是高血压并没有慢性肾功能病的病人来说，蛋白质的量应该是供给充足的，我们一般不必强调用低蛋白饮食。可以多吃含蛋白质丰富的鱼、瘦肉、豆类及豆类制品等食物。有人认为鱼类蛋白，可使高血压及脑血管病的发病率降低。大豆蛋白质虽无降压作用，但能防止脑血管病的发生，这可能与氨基酸的组成有关；另一方面，豆类制品中含谷固醇，谷固醇有抑制小肠吸收胆固醇的作用，有利于防止发生高血压病。对于蛋白质的摄入量主张在正常情况下是每天每公斤体重1.18克。

(3) 低脂肪　食物中的不饱和脂肪酸增多，保持低脂肪时，胆固醇可下降。因此，应尽量食用植物油，如花生油、豆油、菜子油、茶油、玉米油等。高血压是动脉粥样硬化症的发病因素之一，以不饱和脂肪酸代替饱和脂肪酸，不但可防治高血压而且也可预防动脉粥样硬化引起的缺血性心脏病。现今提倡单不饱和脂肪酸∶多不饱和脂肪酸∶饱和脂肪酸＝1∶1∶1，单不饱和脂肪酸主要存在于橄榄油中，所以建议适量的用橄榄油来代替动物油或是植物油。脂肪是高血压患者需要限制的，它的摄入量应为每日每公斤体重在1克以内。

(4) 低胆固醇　高血压病人应采用低胆固醇食物，特别是40岁以上的人，应尽量避免食用过多的胆固醇食物。如肝、脑、心、肾等动物内脏。此外，肥肉、各种动物油、骨髓，蛋黄、黄油、鱼子、鱿鱼等食物，含胆固醇也较高，应少食用。每日食用含胆固醇的食物应在300毫克以下。

如血清中甘油三酯持续过高，除限制高脂肪及高胆固醇食物外，还应限制高糖类食物，因为肝脏能将糖类的中间代谢产物作为原料，合成甘油三酯。

(5) 维生素　维生素对高血压的防治也有很大的关系，维生素有促进脂质代谢的功能，尤其是维生素C它对降低胆固醇起着十分重要的作用。根据新疆医学院对高血压病人的膳食调查，发现哈萨克族高血压发病率高于汉族和维吾尔族，主要原因是每日奶、肉摄入量高，盐量摄入多，而维生素 C 摄入量低。哈萨克族每日维生素 C 平均摄入量为 16.9 毫克，而汉族对维生素 C 每日摄入量为 69.1 毫克。在北京宣武医院也做过维生素与高血压关系的实验，是用一种猕猴桃汁做的实验，实验表明维生素 C 可使血压得到较有利的控制。

（6）食盐（氯化钠） 食盐与高血压的发病率的关系一直是人们所关注的，且它们的关系也逐渐得到了一定程度上的证明。即高血压发病率的高低与食物中所含的盐多少相关。如我国西藏人民及日本北方的居民它们的食盐量较高，他们的脑血管病和高血压发病率就都很高。

美国波士顿医学中心认为，轻型高血压病人只要限制食盐，控制体重，不用药物，也可以使血压降低。他们认为将病人体重限制到比正常人标准低 10%左右。胆固醇一天摄入量降到 180 毫克，钠盐降到每日 500 毫克（正常人钠每日 4 克，包括食物中含钠量、一般计量食盐含钠量，为 1 克食盐，含钠 400 毫克，含氯 600 毫克），即可收到降低血压的疗效。

通过上面的说明我们了解了食盐与高血压是有一定的关系的。食盐实际上不光与高血压有关，它与其他疾病也是存在一定关系的。下面就为大家介绍五种限钠的饮食：他们分别是无盐膳食、低盐膳食、少盐膳食、限 500 毫克钠盐膳食、限 250 毫克钠盐膳食。

无盐膳食：所谓无盐膳食并不是指一点钠都不摄入，这也是不可能的，因为水中、食物中也含有一定的钠离子，因此无盐膳食只是指饮食中不加食盐。在无盐膳食中禁食油菜、小白菜、芹菜，菠菜、甘蓝菜、牛皮菜、青萝卜等，严禁食物含盐、含碱、起子粉食物及盐、碱、苏打制成品，蒸烤的食物可用酵母菌发酵。此外，在国外，一般主张禁饮用日常饮用的自来水应主张常饮用去离子水。这种水可使钠、钙互相交换，使水中钠含量减少，钙含量增多（自来水内每吨含钠 20 克）。总之，要避免食盐的摄入，尽量减少钠离子的摄入。

低盐膳食：低盐膳食主要是适用于有心、脑、肾和眼底受累的患者。它是指每日膳食中所用食盐的量在 2 克左右（或酱油 10 毫升）。并应禁用咸菜类、贝壳类等咸的食物。还应禁止含碱类的食物，如：馒头、油饼、油条等，并限制食用菠菜、小白菜、胡萝卜等。若按低盐膳食食用后，不但可以减轻疾病的症状，还可以加强药物治疗的效果，并且可以延缓病情的发展及减少并发症的发生。

少盐膳食：少盐膳食可预防高血压，还可延缓或阻止有高血压病史的家族病人和无明显器官受累征象的高血压患者的病情发展。少盐膳食是指每日膳食中的食盐用量为 5 克（折合酱油 25 毫升）。此中膳食应禁食咸菜、黄酱、咸肉、咸鱼、板鸭、酱花生米、冬菜、腌雪里红、贝壳类等。并应注意在少盐膳食中可以用碱，但应注意有一定的限量。

限 500 毫克钠盐膳食：此种膳食很少用于高血压，而多用于心力衰竭、肾病性水肿或肝硬化。

为严格限制含钠盐的饮食。除烹调菜肴不用盐外，并需严格选用低钠膳食。

限 250 毫克钠盐饮食：此种膳食限制钠盐更加严格，适合于肝硬化、门静脉高压，有积水或肝昏迷，但不能长久使用。表 8－4 为几种食物含钠的平均值：

表 8－4　几种食物的含钠量平均值

食物内容	容量(毫升)	重量(克)	钠量(毫克)
牛奶	250		120
蛋类		50	36
肉类		50	6.5
蔬菜类		100	9.0
水果类		100	2.0
富强粉		100	1.3
标准粉		100	1.8
馒头		100	43.8
油饼		100	846.0

(7) 其他无机盐与微量元素　高血压的致病因素有许多种，目前有人提出钠、钾，钠、钙，钠、镁的比例不当，可能是其中的一种因素。

1) 钾：含钾高的食物如土豆、红枣、黑枣、柿饼、葡萄干、香蕉、桃、杏、花生、葵花子、瓜子、白薯、香菇、冬菜、干蘑菇、海带、紫菜、木耳、银耳、干贝、海米、牛肉等，每日正常人钾需要量为 2～4 克。

而当今临床实践发现钾有降低高血压的功能。通过实验证明在大鼠的高盐饮食中加入钾，可对抗因盐引起的高血压。根据 Dahl 等人的研究，加钾使饮食中的钠、钾比例恒定，可降低血压。饮食中钠、钾比例对高血压的严重程度起重要作用。根据动物试验表明，钾可促进醛固酮分泌。同时，钾对肾素合成与释放也有关系。缺钾可刺激肾素释放。另外，钾有扩张血管的作用。血钾升高，还有利尿作用，利尿可减少血容量，也能起到降压的作用。

我国人民的饮食多属于高钠低钾型饮食，今后应改变膳食中的钠钾比例，则有利于高血压的防治。

2）钙与镁：钙、镁与高血压也有一定关系。有人测定，自发性高血压鼠体内含醋酸脱氢皮质酮，高血压大鼠心血管和组织中的钙含量，随高血压的进展而增加。1973年，有人在英格兰调查245例饮用富有钙、镁离子硬水（如自来水、矿泉水、深井水等）及钠、镁离子含量低的软水（如蒸馏水、雨水、江河、湖泊水、浅井水等）的城镇居民，发现饮用软水的55～65岁的居民血压、胆固醇和心率明显高于饮用硬水的居民。美国700多万居民的调查也发现饮用软水的居民高血压和心血管病的死亡率明显增加。我国恰恰相反，饮用软水的南方居民比北方饮用硬水的高血压及冠心病的患病率低。所以，饮用软硬水对血压的关系还是一个值得进一步研究的问题。至于钙的升血压作用，可能来自高血钙增加血管平滑肌对加压物质的敏感性。

3）其他微量元素：其他微量元素如镉已证明确是高血压的致病因素。目前，用镉可以制成实验性高血压鼠。软水中有大量的镉，因此，国外报告饮用软水的人群，患高血压的人比使硬水的人群患高血压的比例高。此外，锌与高血压发病也有关，缺锌也可引起高血压。

饮食因素

饮食要定时定量，有条件的中老年人应适时的进行加餐。除了注意食物成分和平衡膳食以外，应注意烹调方法。食物以清淡为宜，禁油腻、还应限制饮酒。酒精对心血管、胃肠道、肝脏、神经等都有不良影响，特别对血管的收缩功能有影响。因此，高血压及动脉粥样硬化的病人，更应禁用烈性酒类，如各类大曲酒等。

饮料以酸性果汁（富于维生素 C 的鲜果汁）或茶为宜。茶有利尿及助消化作用，并有止咳及兴奋神经的作用。茶叶中还有鞣酸和儿茶酸，尤其是儿茶酸有增强血管柔韧性和弹性的作用，可防止血管硬化。但不要喝浓茶，浓茶中咖啡碱较多，咖啡碱刺激胃黏膜，影响胃液分泌，对心脏也有刺激作用，使心跳加快。

中老年人还应禁喝浓咖啡，因咖啡含咖啡碱，每杯咖啡内，含咖啡碱约 100～150 毫克，常饮咖啡可能引起心血管障碍，并使游离脂肪酸增加。一般认为咖啡碱对脂肪、碳水化合物的代谢，都有一定的不良影响。

此外，应多吃蔬菜、瓜果、粗粮，可防止便秘，以免促使血压增高，并可降低血脂，调节体液，维持酸碱平衡，有利于代谢，对高血压以及高脂血症、血管硬化、肥胖病，均有治疗作用。还可为身体补充各种营养素。

食疗高血压

海蜇：有降血压、化痰的作用，它含有高蛋白质、脂肪、糖、灰分、钙、磷、铁、碘、尼克酸、维生素 A 和维生素 B。高血压病人在有头昏、脑胀、烦热、口渴、便秘的情况时可用以下配方。海蜇头 2～3 两，洗去咸味，同荸荠 2～3 两煮汤服用。

海参：海参的功能为补虚损，利大小便。海参含蛋白质、糖类、脂肪、碘、钙、磷、铁等。海参所含的氨基酸为精氨酸、组氨酸、赖氨酸。饮海参汁，能止渴，去水肿。主治高血压、血管硬化。可用海参一两，冰糖半两，煮烂，每日空腹服用。

蜂蜜：有降血压、补中益气、安五脏、防止血管硬化的作用。用温开水冲服，每日 1～2 次，每次半杯，长期饮用、效果较好。

淡菜：有防治高血压、耳鸣、眩晕，又可补虚、去胸中烦热。淡菜含蛋白质、脂肪、糖类、尼克酸、维生素 A、B 等。配方为每次淡菜 5 钱，焙干研细末，松花蛋一个，蘸淡菜末吃、每日 1 次，连吃 5～7 天。

茭白：茭白可治疗高血压、大便秘结、心胸烦热，又能利尿、止渴、解酒毒。含脂肪、蛋白质，配方为鲜茭白 1～2 两，旱芹菜 1 两，水煎服。

芹菜：芹菜可治疗高血压、头晕、头痛、神经易兴奋、小便热涩不利等。它有水芹和旱芹两种，药用以旱芹为佳。含挥发油、甘露醇、尼克酸、铁、钙、磷等。用鲜芹菜半斤，洗净，以沸水烫约 2 分钟，切细，捣碎绞汁，每次服一小杯，每口服 2 次，可使血压下降，自觉症状随之消除。

醋：醋内含醋酸约 20%，并含钙、磷、铁、B 族维生素和尼克酸等。用适量醋浸花生米 7～10 粒，每日晚上浸，第二天连醋一起吃，连续吃 10～15 天，可降血压。

此外，枸杞头、菊花脑、马兰头等都有降血压作用，草决明子除降血压外，还有降胆固醇的作用。

7．冠心病的饮食治疗

冠状动脉粥样硬化性心脏病，简称冠心病，是供应心脏血液的动脉，发生粥样硬变后，由于管腔狭窄甚至闭塞，使心肌血液供给不足，因此产生疼痛。表现为绞痛、心肌梗死、心力衰竭和心律失常。

冠心病的常见表现是心绞痛和心肌梗死。心绞痛的主要症状：多在胸前区发生持续性的剧烈疼痛，或胸前区压痛或间痛，如心绞痛的次数突然增多，或持续时间长久，或向别处串着痛，就可能发展为心肌梗死。心肌梗死伴有恶心、呕吐、多汗、面色苍白、有时发生不同性质的心律失常。

心肌梗死是冠状动脉的某个地方粥样病变严重，血液在那里流动缓慢，就凝成血块，血块突然将这条主动脉完全堵塞，而侧支的动脉供血没有建立起来，就使得这片供血的心肌停止了血液供应，发生了心前区疼痛等一系列症状。这块心肌失去了血液供养，丧失了生机。

过去常认为冠心病是中老年人的常见病，近年来不但中老年人发病比以前多，而且中青年发病也不少。其发病率是男子比女子高，发病年限女性比男性的推迟 10 年，但是女性在绝经期后，发病率有所增加。心肌梗死在城市比农村多见，脑力劳动者比体力劳动者多见，但近来调查工人和农民患病率也有所增加。

易诱发冠心病的因素有：①年龄；②有高血压病、糖尿病、高血脂和吸烟习惯的；③饮食不合理；④身体肥胖和缺少劳动；⑤睡眠不足，精神过度紧张，过度劳累。

冠心病与饮食的关系是较明显的，常吃高胆固醇、高甘油三酯饮食的人比正常饮食的人的发病率高 3 倍，多食动物脂肪比少食动物脂肪者发病率高。此外，高血压患者患心血管病的几率比血压正常者要高，肥胖人患冠心病的几率比正常体重者要高，吸烟、遗传和缺乏体力活动等与冠心病的发病也有一定关系。

生活建议：营养对维持心血管系统的结构和功能是非常重要的。无论是营养缺乏还是营养过剩，都可以使心血管的正常结构和正常功能遭受损害，引起心血管疾病。此外，心肌的舒张和收缩除了需要能量外还需要钾、钠、钙等参与，因此，食物中的一些维生素和微量元素（维生素C、硒、铝、锌等）也是心肌代谢中的重要营养物质。还有人体的一切活动，都需要能量，而心脏则担负着将食物中的化学能转化为机械能的繁重复杂工作。正常心肌细胞从血液中摄取的营养物质，最主要的是游离脂肪酸，其次是葡萄糖和乳酸。在空腹时血中葡萄糖胰岛素水平低，而脂肪组织就释放大量的游离脂肪酸，造成游离脂肪酸在血中浓度增高，因此，在饭前，心肌细胞对游离脂肪酸的摄取和利用率最高。相反，饭后血中葡萄糖和胰岛素水平增高，游离的脂肪酸含量因而降低，心肌细胞对葡萄糖的摄取和利用率最高。

此外，当人体做剧烈运动时，血中乳酸含量明显升高，心肌细胞对乳酸的摄取和利用率最高。所以，正常心肌细胞对各种营养物质的需要有一定的适应性。但当发生急性心肌梗死时，缺血心肌细胞对营养物质的适应能力就明显减弱，游离脂肪酸成为心肌细胞的有害物质，葡萄糖则成为必需的营养物质。

因此，要控制好摄入营养的量，以保证心血管系统健康。

冠心病的食谱总则：减少胆固醇进食量、饮食要清淡（因为盐能诱发高血压）还要多吃保护性食物包括：含维生素C、维生素A、维生素E、多不饱和脂肪酸等丰富的食物。

依据总则可以防治冠心病，高血压与高脂血症。

针对各种营养素的分析如下：

（1）注意热量平衡　控制热能的摄入和维持正常体重是防治冠心病的一个重要环节。热能的摄入量，能维持正常的体重即可。应防止热量摄入过高而引起的肥胖和体重过高，产生的冠心病、高血脂、高血压和糖尿病。

中老年男人及妇女标准体重简单计算方法为身高厘米数减去 105，等于标准体重公斤数。超过标准体重 10%为过重，超过 20%为肥胖。超重者要减轻体重，半月测一次体重，每月减轻 0.5～1 公斤为宜。每日膳食总热量应依据个人的情况而定，但要使摄入的热量与消耗的热量维持平衡即可。

（2）糖类在总热量中的比例及作用　碳水化合物是人体热能的主要来源。一般应控制在 60%～70%左右，其中蔗糖供给量不要过多。米饭、馒头、糖果等都是富含碳水化合物的食品。这些食品在消化过程中经过酶水解作用，分解成葡萄糖，在小肠内被吸收后进入人体组织。葡萄糖在体内被氧化分解放出能量。食入的糖过剩，葡萄糖还可以转变成非糖物质，如变成某些氨基酸、甘油和脂肪酸等。在体内以脂肪形式储存起来，使人变胖。因此，有人怕增加体重或加重冠心病，不敢摄入适量的碳水化合物，长期使自己处于饥饿的状态。但这样做，不但有损于体内各器官，而且体内胆固醇也因此促使动脉内膜出现新的脂肪沉积造成营养不良，身体抵抗力降低，而冠心病并没有得到改善。因此，由碳水化合物供给的热量还是应适宜。若体组织中蛋白缺少，摄入的葡萄糖过多，就会转化成甘油三酯，使血清中甘油三酯增高以致形成高甘油三酯血症，也容易使人产生冠心病，应引起注意。

应多吃粗粮、蔬菜、瓜果，以增加食物纤维、维生素的含量。

食物纤维是不可利用的碳水化合物，是植物细胞的组织成分。食物纤维的摄入对改善冠心病是有一定作用的。

食物纤维具有吸附胆固醇的作用，使胆固醇不易透过肠膜被吸收。因食物纤维还能和胆酸结合，使被吸收的脂肪量减少，而减少了人体对胆固醇的吸收，加速了胆酸从粪便中排出的速度。食物纤维在人体消化道内不能被酶分解和消化，只能在大肠内分解。此外，胆酸及其自然衍生物胆盐，能和各种纤维素结合，如果胶、麦麸纤维素、木质素等，故纤维素有降血脂的作用。其中果胶，还有降胆固醇的作用。因这些黏度高的食物纤维，能延缓肠道对营养的吸收，相对地减少了热量的摄入。同时，这些胶化物纤维包住了食物，其中一部分同纤维素一起排出体外，使肠内压力正常，减轻肠内静脉扩张，保持肠道卫生。

日常膳食中应该消耗多少食物纤维，各国不同。非洲人每日消耗量为 25 ~ 30 克，美国人每日消耗量为 4 ~ 6 克，我国每日消耗量为 10 ~ 12 克。但膳食纤维的摄入也不应过高，否则影响微量元素锌的吸收和利用。

（3）蛋白质　氨基酸是构成人体各组织细胞的重要成分和基本营养物质。蛋白质就是由各种氨基酸组成的。

氨基酸的种类有很多，有些是组成人体组织必不可少的，而自身又无法合成的称为必需氨基酸。动物蛋白质中的很多种氨基酸都是人体必需氨基酸。一般植物蛋白质中缺乏赖氨酸及蛋氨酸。故有人常强调多食动物蛋白质食物。但也有人认为多食肉类食物，会使血中脂质升高，主张只吃素食，以防止冠心病。实际上，这两种说法都不准确。动物蛋白质如瘦肉、鱼、鸡等的氨基酸有驱除血中脂质的作用，并能阻止脂质在组织中沉积。但当蛋白质供给过多，占总热量的36%以上，会出现动脉硬化，因此，动物蛋白质要适量，应占总蛋白的1/3，植物蛋白质（包括主食）应占2/3，这样，有利于发挥动植物蛋白质的互补作用。故应摄取多种食物；豆类食物含谷固醇和卵磷脂较多，尤应注意摄取。谷固醇有利于胆酸排出，胆酸重被吸收的量少，可减少胆固醇的合成。大豆卵磷脂能将不饱和脂肪酸转移到胆固醇，使之产生脂化作用，有利于运转胆固醇，因此，豆类有降低血清胆固醇的作用。

氨基酸中的蛋氨酸有抵抗脂肪肝的作用。蛋氨酸是硫及甲基的主要来源。但是蛋氨酸所供给的甲基，也是合成胆固醇所必需的。蛋氨酸在体内可生成半胱氨酸，半脱氨酸过高，可损伤动脉内皮细胞，又可使动脉壁黏多糖的硫酸基增多，与低密度脂蛋白结合，而进入血管，并沉淀在动脉壁内，形成动脉硬化。故蛋氨酸摄入量不可过高。应适当选用植物性蛋白质，尤其是选用豆类蛋白质代替一部分动物性蛋白质，对防治冠心病是有利的。

（4）脂肪　长期食用大量脂肪，是引起动脉粥样硬化的主要因素。膳食中脂肪的质，对血脂水平也有影响，不饱和脂肪酸可降低血清胆固醇，因多不饱和脂肪酸，可以增加胆酸排出，促使胆固醇分解，并增加粪胆固醇排出量，使内源合成的极低密度脂蛋白减少。但是，多不饱和脂肪酸过多，也不相宜，过多的多不饱和脂肪酸，在体内氧化为过氧化物后，可破坏红细胞膜与线粒体膜，对机体不利。肥胖病人如摄入多不饱和脂肪酸过多，还易引发胆结石。因此，现在提出多不饱和脂肪酸:单不饱和脂肪酸:饱和脂肪酸比值是1:1:1。

膳食中的胆固醇对每个人血清胆固醇的升降，都有一定的影响。高胆固醇饮食与动脉粥样硬化呈正相关，患冠心病及动脉粥样硬化的病人，饮食中的动物脂肪增多，血清胆固醇也升高。影响血清胆固醇最大的因素是脂肪。人体对膳食中的胆固醇的吸收率，因它的摄入量不同而不同。每日摄入400毫克胆固醇，其吸收率为50%；摄入160毫克，其吸收率为32%；摄入2000~3000毫克，其吸收率为10%。摄入大剂量的胆固醇，其吸收率虽低，但吸收的绝对量还是比摄取小剂量吸收的量为高，约为200~300毫克。摄入高胆固醇食物，同时也摄入甘油三酯，更能促进胆固醇的吸收。此外，摄入大量胆固醇时，由于人体本身反馈机制的作用，使内源性胆固醇减少，但体内仍有存积。人体内的胆固醇除了来自摄取的高胆固醇食物外，肝脏自身也可以合成，每天可以合成3克左右。由于体内有一种反馈机制，它有自动调节胆固醇的作用。每日通过肠道排泄的胆固醇约1克，其他胆固醇及从食物摄入的胆固醇用于全身的新陈代谢。如果反馈机制发生障碍或胆固醇摄入过多，使胆固醇不能正常代谢，而积聚在血液内，血清胆固醇就要升高。

冠心病或高血压的患者，从食物中摄入的胆固醇，每日应在300毫克以下，较为合适。

（5）维生素　维生素C及B族维生素的丰富来源是新鲜的蔬菜，水果及发芽的豆类。维生素C对脂类代谢有一定的影响，能增加胆固醇转变为胆酸的速度，可以降低已增高的胆固醇水平。B族维生素与构成动脉壁的组织介质（酸性黏多糖）的代谢及脂代谢中重要的酶类（脂蛋白脂酶）的活力有关。

大剂量维生素C可改善冠状动脉循环，使血管壁富有弹性，可保护和维持血管壁的完整以增强血管壁的抵抗力，对防治心血管病，特别对防治冠心病和高胆固醇血症都是十分有利的。在一定程度上还起到了防止动脉粥样硬化的作用。而B族维生素在生物体中，能将亚油酸转变为多不饱和脂肪酸。如果动物缺乏B族维生素可诱发动脉粥样硬化，所以，应保证充足的B族维生素。

维生素D有升高血清胆固醇的作用，正常人每日食用维生素D超过1200微克，可使血清胆固醇升高28毫克/100毫升，所以食用维生素D量应适宜。一般情况下，维生素D靠日光的照射是可以满足的，所以，不必特意地补充维生素D制剂。

维生素E有抗氧化功能，能预防血栓的形成，还可以阻止不饱和脂肪酸等的氧化作用。心绞痛、心肌梗死都是因形成血栓使冠状动脉循环不畅或被阻塞引起的。而维生素E能改善心肌缺氧状况，使血栓难以形成。从而在一定程度上杜绝了心绞痛、心肌梗死的形成。

大剂量尼克酸能降低甘油三酯，使末梢血管扩张，并能防止血栓形成，但其剂量也不宜过大，应以3克为宜。含尼克酸丰富的食物有糙米、黑面、瘦肉、花生、葵花子、紫菜、芝麻酱等。

（6）无机盐与微量元素　硬水中含钙、镁、钾、钠等矿物质高，钙、镁、铁参与心肌的酶系统代谢，冠心病患者血中的铜、镁增高，可作为心肌梗死早期发病现象之一。镁增高，可使心肌丢钾，致使冠心病突然暴发而死亡。因此，适于冠心病患者饮用的应为硬水（硬水有自来水、矿泉水、深井水等）。

微量元素与心血管病有着较密切的关系，比较能说明问题的是铬和锰。这两种元素与体内许多代谢过程有关。铬和锰可降低血清胆固醇，流行病学认为低铬可减少动脉粥样硬化发病率。美国居民经常食用精制面粉和精制白糖，因此，冠心病的发病率很高，这可能与精制面粉和白糖中缺少铬、锰有关。含铬和锰的食物中，主要以全谷类、豆类、坚果类及茶叶内含量最高。

锌有利于脂质代谢，如果锌缺乏，则会引起脂质代谢不畅，血中游离脂肪酸升高，有时会因此发生动脉粥样硬化及心肌梗死。但膳食中锌与铜的比值高的地区（即铜不足，锌含量高）冠心病的发病率也高。这就说明了在摄入锌、铜时，除了要满足需要量外，还应注意比值。

碘能被胆固醇在肠道吸收，碘能够减少胆固醇在动脉壁的沉着，并能破坏钙盐在血管壁的沉积，使动脉粥样硬化病变不易形成。根据调查，居住在沿海地区的中老年人，冠心病发病率较其他地区要低，主要是由于沿海地区的中老年人的食物中海产品较多，例如：海产品中的海带、紫菜、海蜇等，这些食物的含碘量十分丰富，这对减缓动脉粥样硬化是有好处的。

此外，氯化钠（食盐）是生活必需的调味品，成人每日食入约 5～10 克。如长期限制盐量，就会使血液中钠的浓度降低，血中的钠盐减少，使细胞外液的渗透压降低、细胞外液及血液循环量减少而易起嗜睡、乏力、恶心、呕吐、休克等。如食盐摄入过多，可使血中钠含量过高，引起组织水肿，增加动脉血管张力，使血压升高，使冠心病发展。因此，既不要过分限制盐量，也应吃少盐食品，每日用量以不超过5克为宜。

食物的选择：中医认为冬瓜、萝卜、鲤鱼、豆腐、蜂蜜、山楂等是有助于防治冠心病的食品。冬瓜有利尿去除腹胀的作用；萝卜有健胃、消食、顺气的功能；鲤鱼可去除水肿、利小便、健胃；蜂蜜有利于心肌的保养还能起到润肠的作用；山楂除含维生素C外，含有黄酮，能活血化瘀，降胆固醇。

生活建议：酒精对人体有危害性，刺激心律加快，促使脂蛋白增多，不利于冠心病的防治，应禁止饮用烈性酒。酒精度较低的啤酒、黄酒、葡萄酒，也应少喝。一般烈性酒是指酒精浓度在五、六十度以上的。茶叶中有茶碱、维生素C和鞣酸。茶碱能吸附脂肪、减少肠道对脂肪的吸收，有助于消化。另外，茶油含有大量不饱和脂肪酸，有降低胆固醇的功用。一般情况下，淡茶的咖啡因含量较少，每日4~6杯，能助消化及利尿，但不要喝浓茶，浓茶内咖啡因量过多，可使大脑过于兴奋，影响睡眠，对防治冠心病十分不利。

应少吃含饱和脂肪酸高的食物，如猪油、羊油、黄油、奶油、冰激凌、肥肉等。少吃蛋黄、鱼子、肝、肾、脑、松花蛋、鱿鱼和墨斗鱼等含胆固醇量多的食物。

每日的主食应采用粗细粮搭配的方法供给，应多吃粗粮，多用大豆类食品。副食应多用豆制品，多吃些绿色蔬菜、豆芽、鲜豆荚类、冬瓜、西红柿、柿椒。可适量地食用些鱼类、瘦肉、牛肉、鸡、鸭等食物，应多吃富于维生素C的水果如柑桔、山楂、猕猴桃、红枣等。

8. 高脂血症的饮食治疗

高脂血症，又常被称为高脂蛋白血症，高脂蛋白血症在中老年人中颇为常见。高脂血症的患病率据估计在总人口的7%以上，此病的患者约有9000万人。它的主要表现是血浆中的脂质含量过高，包括胆固醇及甘油三酯浓度增高。胆固醇和甘油三酯都是和蛋白质相结合，以脂蛋白的形式存在的。

脂蛋白分为乳糜微粒、低密度脂蛋白、极低密度脂蛋白、高密度脂蛋白及中间密度脂蛋白等五种。

高脂血症有继发性和原发性两种。继发性是由其他疾病引起的，如糖尿病、酒精中毒、痛风、慢性肾脏疾病、甲状腺功能低下等疾病，都有血脂增高的表现；原发性的高脂血症是原因不明的血脂过高。不论什么原因引起的血脂含量增高，对动脉硬化的形成都有密切的关系。因为在同一时间内，通过血管壁的血液中，如果脂质含量降低，进入病变部位的脂质就少；如血脂含量增高，进入病变的脂质也必然增多，因此，高脂血症有明显加速动脉硬化病变形成的作用。高脂血症又称高脂蛋白血症，一般认为高脂血症，高血压，高血糖是引起冠心病的三大危险因素。但是冠心病的患者也不一定都会血脂增高，有时，血脂不高，而动脉有胆固醇沉积，胆固醇沉积，有时与血清脂蛋白有关。不同密度的脂蛋白，对动脉粥样硬化的影响不同，高密度脂蛋白总量与高密度脂蛋白中胆固醇量增高，反而是防止动脉硬化生成的有利因素。高密度脂蛋白浓度与冠心病发病率成负相关。妇女在绝经前，血浆中高密度脂蛋白较高，冠心病发病率会相应减少。

大量研究资料表明，高脂血症是冠心病、心肌梗死、猝死的独立而又重要的危险因素。此外，高脂血症也是促进高血压、糖尿病的重要危险因素。高脂血症还可导致脂肪肝、肝硬化、胆结石、胰腺炎、视网膜病变等严重疾病。

因此，高脂血症应当引起人们的注意，绝对不可掉以轻心。应从多方面进行防治，特别要强调营养因素。

生活建议：高脂血症的生活建议和冠心病的生活建议，是基本相同的。但是对于高胆固醇血症患者，除要坚持防治冠心病营养原则外，还应提出减少脂肪的摄入量，由脂肪供给的热量，应占总热量的16%以下，由碳水化合物供给的热量应占总热量的70%以下。若是肥胖患者，则应使其体重缓慢下降，达到患者的适宜体重。可使血压、血脂症状减轻。此外，除注意膳食中的三大营养素摄入的比例外，还应限制甜食的摄入，尤其是精制糖的摄入，应加以注意。糖果、蜜饯食品、果酱、冰激凌、雪糕、奶油蛋糕、藕粉、各种点心，饼干等，这些食品都应限制食用。要尽力做到通过饮食治疗来保证血压及血脂正常。

9. 痛风症的饮食治疗

痛风症是一种与遗传有关的嘌呤代谢失调的疾病。其临床特点为高尿酸血症，伴有痛风性急性关节炎反复发作、痛风性慢性关节炎和关节畸形、肾小球和肾小管等实质性病变，最后在人体组织中出现尿酸钠结晶沉积，称为痛风石。痛风并不是一种单一的疾病，而是一种综合征。

痛风症的发病率较低，在任何年龄如幼儿、青春发育期、成年人皆可发生。最常见的还是 40 ~ 50 岁的男性。女性发病较少，可能与性激素有关。尤其是脑力劳动者发生此病较多。近年来痛风性关节炎在我国较为多见，应注意预防。

痛风症分原发性和继发性两类。原发性痛风患者约占痛风患者的 90%，原发性痛风是由于先天性嘌呤代谢紊乱引起，其中部分是由于缺乏酶引起，继发性是由于某些血液病、肾脏病、心血管疾病及药物引起。

痛风症的发作可分为：痛风症的急性发作期一般为 3 ~ 10 天，常夜间发作，发作时大脚趾剧烈疼痛，四肢关节、手趾、脚趾、耳垂肿胀发炎，表皮发红光亮，后出现水肿，有尿酸盐沉积点。发病前少尿、尿酸排出量增加，发病后尿量减少，颜色变深。当关节急性发炎时，经常伴有发热、头痛、心悸、厌食、身体不适、中性粒细胞及红细胞沉降率明显增加、血中尿酸含量增加。患者易怒。如治疗及时、得当，2 ~ 3 天即可缓解，并保持多年不复发，否则发作频繁，甚至转为慢性痛风症。

慢性痛风症是因尿酸盐沉积在关节内，出现痛风石所引起的。症状是关节变成畸形僵硬，以后发生肾功衰竭、血管硬化，最后导致肾脏病或心血管疾病以致死亡。

易诱发痛风的因素：①遗传性嘌呤代谢失常；②饮食不合理，酗酒、暴食；③过度疲劳、受凉、外伤及手术；④摄入蛋白质过高。

痛风的饮食治疗原则

（1）限制总热能，控制体重。每日能量的供给应减少

10%～15%，但应逐步减少，以免体内脂肪过度燃烧，引起痛风症急性发作。

(2) 蛋白质摄入量为每日每公斤体重0.8～1克，应以植物蛋白质为主。牛奶、鸡蛋无细胞结构，不含核蛋白，故不产生嘌呤，可以食用。

(3) 脂肪有阻碍肾脏排泄尿酸的作用，故应限制，每日脂肪摄入量应低于40克以下。

(4) 应摄入充足的维生素B、C。大量的维生素B、C能促使组织内沉积的尿酸盐溶解。

(5) 限制嘌呤摄入，每日嘌呤摄入应控制在150毫克以下。

按嘌呤的含量将食物分类，如下：

第一类：含嘌呤较少，100克含量小于50毫克。

谷薯类：大米、小米、糯米、大麦、小麦、荞麦、富强粉、面粉、通心粉、挂面、面条、面包、馒头、麦片、白薯、马铃薯、芋头。

蔬菜类：白菜、圆白菜、芥菜、芹菜、空心菜、芥蓝菜、蒿子秆、韭菜、黄瓜、苦瓜、冬瓜、南瓜、丝瓜、西葫芦、菜花、茄子、豆芽菜、萝卜、番茄、荸荠、莴笋等。

水果类：橙、橘、苹果、梨、桃、西瓜、哈密瓜、香蕉等。

蛋乳类：鸡蛋、鸭蛋、皮蛋、牛奶、酸奶等。

其他：猪血、海参、海藻、红枣、葡萄干、木耳、蜂蜜、瓜子、莲子等。

第二类：含嘌呤较高，100克含量在50～150毫克。

麦麸、麦胚、粗粮、绿豆、红豆、豌豆、豆腐干、豆腐。

猪肉、牛肉、羊肉、鸡肉、兔肉、鸭肉、鹅肉、鸽子肉、火腿。

鲤鱼、鳝鱼、鳗鱼、草鱼、鱼丸、虾、螃蟹、芦笋、鲜蘑、鲜豌豆、菠菜。

第三类：含嘌呤高的食物，100 克含量在 150～1000 毫克。

猪肝、猪小肠、牛肝、脑、白带鱼、沙丁鱼、凤尾鱼、牡蛎、浓肉汤、酵母粉等。

含嘌呤极高的食物如：肝、腰、胰、脑、肉汁、肉汤、蘑菇、沙丁鱼等应完全禁止食用。肉类、鱼类、禽类等含嘌呤也高的食物，应限制食用。此外，带皮谷物、全麦、豌豆、菠菜、龙须菜内都含有少量嘌呤，亦应限制服用。正常饮食内含嘌呤 600～1000 毫克，因此选择及计划膳食应慎重配制。

（6）尿酸在碱性条件下容易溶解，因此可多食用含碱性高的食物，如蔬菜、水果等，并应多饮矿泉水，矿泉水含钾、钠、钙、镁离子较多。

（7）禁止饮酒、浓茶、咖啡等饮料及一切刺激强烈的调味品。

痛风症急性发作期的膳食原则

（1）在急性发作时，患者不思饮食，腹部常有不适感，可根据病情处理，但仍禁食含嘌呤食品。

（2）蛋白质的摄入应食用牛奶、鸡蛋，多食精细粮食如稻米、富强粉制品等。

（3）脂肪应在 40 克以内。

（4）增加水分入量，每日不少于 3000 毫克，以便使尿酸排出，在两餐之间可用苏打饮料，便于尿酸盐溶解，减少痛风石形成。

（5）严禁酒类。

（6）每日应多食水果和蔬菜。

（7）每周可采用苹果日、西瓜日、生菜日，全日吃蔬菜或水果，以减轻肾脏负担，减少尿酸盐形成。

慢性痛风症的膳食原则

（1）每周两次全日选用含嘌呤很少或无嘌呤的食物。

（2）五日内用低嘌呤饮食，含量可限制在 100～150 毫克。其中一天只选用一种含嘌呤较少的食品，其他食品不含嘌呤。其余四天可选用一种含嘌呤的食品，其他食品不含嘌呤。

（3）含嘌呤极高食品禁止食用。

（4）限制脂肪。

（5）禁止饮酒，应大量饮用液体饮料。

（6）应多吃绿色、黄色蔬菜和能供给充足的铁质和维生素的食品。

（7）热量应维持正常体重，避免肥胖。

（8）膳食内调味品可用食盐，其他调味品应禁用。

（9）可饮用少量茶和咖啡，因茶和咖啡内含有甲基嘌呤，此种嘌呤在体内不能转化为尿酸。

10. 胃病的饮食治疗

胃是消化管最大的部分，是食物消化吸收的场所，与食物消化吸收的关系最为密切。胃的功能有两种：一种是暂时贮存食物；另一种是消化食物。如果胃发生了病理变化，那么胃的贮存功能就会大大降低，它的消化功能也会受到阻碍，进食的食物，就不能被正常的消化、吸收了，这样会使人体健康直接受到影响，因此，处理好胃病并对胃病进行良好的治疗是十分必要的。

胃炎： 胃炎是由于胃黏膜发炎而导致的疾病，可分为急性胃炎和慢性胃炎两种。胃炎常有胃部疼痛、呕吐、恶心、上腹部不适，食欲不振等症状。其中由细菌或细菌毒素引起的胃炎，还会有发热、腹泻的症状，严重时会发生脱水和酸中毒。

易诱发胃炎的因素：①化学药品、药物反应引起的；②细菌或细菌病毒引起；③饮食极度不合理。

生活建议：

（1）胃炎患者的饮食应多选择易消化的食物。

（2）胃炎患者如果产生胀气反应，不应食用牛奶、豆浆等产气饮品，还应忌食生冷的食物，应禁止吃凉拌菜及水果，并应少用蔗糖。

（3）不要吃太油腻的食物，如：肉汤或鸡汤。

（4）急性胃炎应多喝水，可食用米汤、粥、蛋羹、藕粉、杏仁茶等流质食物，这样可使胃得到休息，有利于病情恢复。

（5）胃炎患者应少量多餐。

胃溃疡： 溃疡病是一种常见的慢性疾病，也是长期的全身性的消耗人体的疾病。溃疡严重时，会出现穿孔及大出血，如果不及时治疗还有可能引起胃肠癌变的发生。积极治疗胃溃疡的关键就是讲究饮食。

易诱发胃溃疡的因素：①慢性胃炎久经不愈；②胃黏膜抵抗力减弱，胃功能失调紊乱。

生活建议：

（1）应禁止食用粗粮（如：小米、高粱米、玉米面等）及干黄豆、瓜子、榛子等坚果，因为粗粮含粗纤维太多，不易消化，所以胃溃疡患者不宜食用。

（2）胃溃疡患者应摄入富于蛋白质和易消化脂肪（如奶油、黄油）的食物。如：牛奶，应多饮用牛奶，因为牛奶中含的酪蛋白、乳白蛋白都是容易消化的蛋白质，酪蛋白内含的磷蛋白质，在奶中含量最多。同时，牛奶是优质蛋白质，它的消化率、吸收率和利用率都比较高。

（3）应摄入足够的营养素，胃溃疡患者因受摄入量和食物种类的限制，容易造成营养缺乏。特别是维生素 B 族和维生素 C 应多注意补充。一定要保证营养素供给充足。

（4）应禁止食用刺激胃液分泌的食物，如：酒类、茶、咖啡、肉汤、浓缩果汁、辛辣食品，如：辣椒、芥末、咖喱、胡椒等有强烈刺激的调味品也不适合溃疡病人食用。

（5）应避免食用过冷、过热、过咸、过甜、过酸、过鲜的食物。如：味精。在蔬菜、水果中芹菜、韭菜、蒜苗、红果、杨梅不宜多用。应严禁食用油炸类及年糕、元宵等食物，这些食品都是不容易消化的，十分不利于病情的康复。

（6）应注意少量多餐，以减轻胃的负担和各种刺激，以利溃疡的愈合。

只要胃溃疡患者注意掌握营养的平衡合理，选择合适的食物，运用正确的烹调方法，做到少量多餐，温度冷热适宜，就会减少胃部的疼痛及发作的次数，还可以防治溃疡病的发生和发展。

11. 肠道疾病的饮食治疗

肠道是食物通过的管道，是消化吸收的场所。肠道疾病主要有肠炎、痢疾、伤寒和便秘等。

痢疾：痢疾分细菌性痢疾和阿米巴痢疾，它们都是肠道传染病。病人有发热、腹痛、腹泻等症状。

易诱发痢疾的因素：病原体侵入而使肠道黏膜产生炎症和溃疡引起。

生活建议：

(1) 应供给富于营养，易于消化，完全无刺激性的饮食。开始时应用清淡流质食物，如：浓米汤等。

(2) 严禁食用牛奶，因为牛奶容易引起腹泻及肠胀气。还应少用蔗糖，以免发酵，腹胀。

(3) 因为菌痢会有不同程度的毒血症和失水，所以应多饮水，使每日排尿量达1000毫升以上为宜。

(4) 病情好转后，饮食可逐渐过渡到半流质，但应强调的是饮食应尽量做到少渣、细软，可用粥、面片、藕粉等，应避免过早地食用刺激性和多渣的食物。待大便恢复正常后，可增加馒头、挂面、馄饨等饮食。

(5) 为保证充足的营养素的摄入，除多纤维的蔬菜(如芹菜、韭菜、蒜苗、葱头等)外，其他副食皆可制成菜泥食用。

(6) 患者应遵循少量多餐的原则。

(7) 患者病情康复后，可改为少渣软饭，这样既保护了肠道，又容易吸收。

阿米巴痢疾的治疗饮食与菌痢的治疗饮食基本相同，但应避免刺激性食物还应注意补充液体及电解质。

伤寒

伤寒病是肠道和肠系膜淋巴结发生炎症后，细菌及其毒素进入血液而出现发热、毒血症等临床症状的一种疾病。

易诱发伤寒的因素：细菌进入消化道。

生活建议：

（1）膳食中必须含有充足的热量。每日应按每公斤体重供给 40～50 千卡热量供给，成人每日供给热量应在 3000 千卡左右，当然还应根据具体情况来分析。

（2）应供给适宜的充足的碳水化合物，因含碳水化合物较多的食物易于消化，而且供给热量多，利用率也高，还可以节约蛋白质。碳水化合物应占总热量的一半以上，以补充机体组织的消耗，还可以防止酸中毒。

（3）蛋白质应选择牛奶、鸡蛋等优质蛋白质。每日至少供给 80 克，并还应多吃鱼、虾、鸡肉、嫩牛肉和豆制品等食品。

（4）脂肪应多用易消化的脂肪，如：奶油、黄油等脂肪，它们的颗粒较小，最容易消化和吸收。

（5）应供给大量的维生素，可多用桔子汁、番茄汁、猕猴桃汁等果汁及菜汁。

（6）应选择纤维素较少的蔬菜和水果制成菜泥和果泥，以免引起肠穿孔。

（7）应多饮水，每日摄入水量应达 3000 毫升左右，这样可以促进毒素的排泄。

（8）在发热期应采用流质或半流质的饮食，可用蛋汤、藕粉、蒸蛋羹、菜汤等。

(9) 应用少量多餐的方法。

便秘

便秘是人体吃进食物以后，食物通过胃肠道，经消化、吸收后所余下的残渣，需经过 24～48 小时后排出。如果排便时间相隔过久，大便中的水分被肠道过量吸收，变得干燥，很难排出。中老年人，肥胖、体弱、营养不良的人，或慢性病患者最容易发生便秘。但有的人习惯两三天排便一次，并排泄得很通畅，这不可称为便秘。便秘分机械性、神经性、饮食性三种。神经性便秘患者的症状是阵发性腹痛，疼痛部位不定，肠胀气、里急后重，大便干燥，颜色发黑而成硬块，形状小而圆的大便。饮食性的便秘，又称无力型便秘，此种便秘病人，无腹痛，无鼓胀，但有全身中毒症状，如有头晕、食欲不振等，此种便秘病人，大便干燥，粪便粗大呈圆柱形，排便极其困难，常易发生肛裂。

易诱发便秘的因素：①肠道发生肠梗阻或肠道被肿瘤部分或全部阻塞；②功能性因素造成麻痹性肠梗阻；③神经系统功能失调；④饮食中长期缺乏食物纤维；⑤饮水、脂肪摄入过少，也会引起便秘。

生活建议：

(1) 少用过于精细的食品，多用粗粮、豆类及豆制品。并可用琼脂制品、魔芋制品及带果肉的果汁等，均可通便。

(2) 应适当食入脂肪食物，如：花生油、芝麻油、葵花子油、奶油等。这些都有润肠的作用。可食用凉拌菜，加麻油、芝麻酱等可以利于排泄。

(3) 严禁食用辣椒、葱头、生蒜等刺激性食品及各种香料。严禁饮用浓茶、咖啡等饮品。

(4) 应多喝开水，果汁、果汁饮料或空腹饮用淡盐水。如：每日喝酸奶一瓶更为有利，可增强消化功能，并有防止肠道有害细菌生长及通便作用。

(5) 可增加维生素 B_1 的摄入量，因为如果维生素 B_1 不足，能影响神经传导，减缓胃肠蠕动，对食物的消化不利。

(6) 增加纤维素的含量，应多用含食物纤维高的蔬菜、水果、粗粮。可食用琼脂、果胶、魔芋等食物。尤其是魔芋为甘露聚糖，是非热量的食物，不能被消化酶分解，不为人体吸收，其所含水溶性食物纤维和不溶性食物纤维，吸水性能十分强，可使肠内容物膨胀而增量，促进肠蠕动，有利于通便。食用魔芋，对于习惯性便秘的治疗，更能体现出良好的效果。食用量为每日魔芋精粉 10 克。

(7) 此外，还可多用产气的食品，如：生萝卜、煮黄豆、果酱、蜂蜜等这些食品进肠道后，便能发酵产气，促进肠蠕动，有利于大便排出。

12. 肝病的饮食治疗

营养是维持肝脏正常结构与功能的物质基础，肝脏作为参与物质代谢最活跃的器官，对于营养的要求也最高。肝脏具有管理各种营养物质的新陈代谢、分泌胆汁、解毒及吞噬细菌的作用。肝属于消化系统，又是消化的附属器官。

肝脏受到毒物的作用、病毒感染或缺氧和营养不良时，肝细胞会受到损害，这就会导致人体的新陈代谢受到严重影响，因为肝脏是人体新陈代谢的重要器官。

肝脏发生疾病，会影响蛋白质、脂肪、糖及维生素的代谢。所以对肝脏疾病的营养治疗，在临床治疗中，占有重要地位。

肝脏和蛋白质的关系十分密切。尤其是白蛋白，每天在肝内合成的白蛋白就有 11～14 克。因此，血浆白蛋白的浓度可直接反映肝脏内功能的细胞的数量。慢性肝炎和肝硬化的患者，血浆白蛋白常明显低于正常值，每百毫升血浆中白蛋白持续低于 3 克，则表示肝脏疾病恢复的不理想，应引起注意。

肝脏在脂肪的代谢中也起着很重要的作用。脂蛋白的合成，脂酸的氧化、酮体的生成等也都在肝内进行，若肝脏中的脂肪过多和磷脂不足时，脂肪便不能顺利运行，使过多的脂肪在肝内堆积，这样的现象称为脂肪肝。

碳水化合物经过酶的作用水解为葡萄糖后，被小肠黏膜吸收。葡萄糖被吸收后经门静脉进入肝脏。其中一部分在肝内代谢，另一部分则通过肝脏直接进入血液循环。葡萄糖在肝脏中会合成糖原，我们把在肝脏中合成的糖原叫作肝糖原，肝糖原可以在肝脏内暂时储存，也可以氧化分解供给肝脏能量需要，还可以转变为脂肪或氨基酸等。在肝脏合成的糖原，还可以再分解为葡萄糖进入血液。此外，肝糖原储存减少时，某些氨基酸、甘油、乳酸在肝外也可以合成肝糖原，这种作用叫肝糖原异生作用。因此，可见肝脏在糖代谢中起着重要的作用。如果肝脏出现问题，常常会发生糖代谢紊乱，还会使低血糖和乳酸堆积以至产生的酸中毒的几率大大提高。由此看出，肝脏与碳水化合物的代谢是存在着十分密切的关系。

此外，还有维生素也参与肝脏的代谢，肝脏有病也常引起维生素缺乏症。

易诱发肝脏病的因素：①营养因素；②饮食因素；③感染因素；④遗传缺陷引起的代谢异常。

肝炎：病毒性肝炎主要是由肝炎病毒引起的传染病。病毒性肝炎分为甲型（传染性肝炎）肝炎、乙型（血清性肝炎）肝炎、非甲非乙型肝炎三种。在我国甲型肝炎约占整个病毒性肝炎的60%，其中转为慢性病的较少。有一部分肝炎不能归因于甲型病毒或乙型病毒，我们把这种肝炎称为非甲非乙型肝炎。这种肝炎较不易康复且容易转为慢性疾病。肝炎病毒易使胃排空时间延长，胰腺分泌不足，酶分泌减少，易引起胃肠黏膜充血水肿。病毒感染会引起一系列的免疫反应，而使肝细胞受到损害，这是不争的事实。肝炎，还可分为急性、慢性两种。慢性肝炎的病因，主要是由于肝脏受到肝炎病毒的侵害后由急性转化为慢性。除此之外，某些药物的过敏，也可能是引起慢性肝炎的一个原因。

肝炎的症状：肝炎病人常有高热或低热的症状，病人感到全身乏力，出现恶心，呕吐，怕油腻，食欲不振，胃肠胀气，消化能力减弱，便秘或腹泻等消化系统症状。病人肝脏肿大，肝区出现隐痛、刺痛或胀痛等症状，并常出现失眠、低热、盗汗、尿黄、有黄疸，严重的有腹水、水肿等症状。

针对肝炎患者的生活建议：

热量不可过高：适当的热量，有利于肝组织细胞的再生和肝功能的恢复，即可以节约蛋白质的消耗又可以保证损坏肝组织的修复，还可以使肝脏活动有足够的热能需要，以增强体力，促进机体康复。若热量过高易引起肥胖，而肥胖常常会导致肝炎并发脂肪肝的发生。成年人每日热量应以2200～2500千卡为宜。老年肝炎患者每日应以2000～2400千卡为宜，当然这更需要结合个体差异来说，应一个人的具体情况为主进行考虑。

碳水化合物要适量：肝炎病人的饮食治疗，过去常强调用高碳水化合物的饮食，原因是高碳水化合物能保持肝糖原的数量，使其可以用于肝组织的构成和再生，以起到保护肝脏的作用。但过量的葡萄糖，会妨碍肝炎病人胃肠酶的分泌而影响到病人的食欲。过多的糖发酵，还会引起胃肠胀气。同时，过多的糖，在体内氧化产生的能量过大，会影响脂肪代谢，使脂肪储存过多，易引起肥胖，而肥胖又会加重各项功能的负担，会导致高脂蛋白血症及脂肪肝等疾病。

因此，碳水化合物也不宜过多，一般以占总热量的65%～70%最为适宜。

脂肪不必过分限制：脂肪代谢在肝脏中进行，肝内的脂类主要是磷脂。肝炎病人限制脂肪主要在急性期，肝病恢复期脂肪不宜过少。脂蛋白的合成，脂酸的氧化与酮体的生成等等都是在肝脏中进行的，当糖类氧化不足时，脂肪组织中的脂肪在肝内进行氧化，因而使肝内脂肪增多。卵磷脂是合成脂蛋白的重要原料。如肝内脂肪过多或磷脂减少，脂肪便不易从肝内运出，致使脂肪在肝内堆积，则会引起脂肪肝。但若烹调用油太少，会影响病人的食欲，没有食欲会使脂肪量不足，而脂肪量不足则会引起热量过低、必须脂肪酸缺乏。因此，中等量脂肪对于肝病治疗更为有利。肝炎病人每日脂肪需要量以占热量的 10% ~ 20%，即每日摄入脂肪在 60 克以下，较为合适。

蛋白质的供给：肝脏是体内蛋白质代谢的主要器官，尤其是白蛋白，每天在肝内可以合成 11 ~ 14 克。一个成年人体内含蛋白质 330 克，其中约 130 克在血管内，200 克左右在血管外，这些蛋白质虽然在体内的部位不同，但都要新陈代谢。肝脏本身的蛋白质大约 7 天更换一次，周围血液循环的蛋白质约 14 ~ 21 天要更换一次。而这么多蛋白质分解后都要由肝脏合成。因此，肝脏若患了疾病，就会影响肝脏的新陈代谢。所以应给肝炎病人高蛋白饮食以保护肝脏，促使已损伤的肝细胞恢复和再生。但供给蛋白质的量，应根据个人情况及具体病情而定。一般没有并发症的肝炎患者，每公斤体重可按 1 ~ 1.5 克供给。如有发烧、感染、或腹水等症状，就应增加蛋白质的供给量使其更高一些。肝炎患者除了注意蛋白质的量以外，更应注意其氨基酸的含量和比例。总体说来，针对肝脏患者供给的蛋白质应为优质、足量、产氨少的蛋白质。供给肝炎病人的蛋白质应多用动物蛋白质，如牛肉、鸡蛋、鸡、鱼等等。

维生素的供给应充裕：肝脏是贮存多种维生素的器官，所以在患肝炎时，常会引起各种维生素的缺乏，而维生素会影响肝脏的生理功能，它们是相互作用的。所以对于肝炎患者来说应及时补充相对缺乏的维生素以利于治疗。

现将各种维生素与肝脏病的关系分别介绍如下：

(1) 维生素 C　维生素 C 主要储存在肝内，与肝糖原的分解、合成有关。大量摄入维生素 C，能增加肝糖原的合成。肝脏有病理变化时，会引起肝内维生素 C 含量的下降，肝炎严重时，可以引起维生素 C 的缺乏，而维生素 C 缺乏时能引起脂肪肝的发生。在新鲜蔬菜和水果中含有大的维生素 C。

（2）维生素 A　维生素 A 大量储存在肝内，约占体内总量的 95%。肝细胞能将胡萝卜素转变为维生素 A，体内各种组织都需要维生素 A。因此，只有多余的维生素 A，才能在肝内贮存。肝脏有病时，也会影响维生素 A 的吸收。但一般急性肝炎患者不会出现明显的维生素 A 缺乏症。只有慢性肝炎、肝硬化、胆汁淤滞性肝炎，才能引起维生素 A 缺乏，肝炎患者常有眼睛发干，严重者有时还会视物不清、角膜软化、皮肤干燥等。维生素 A 主要在奶类、蛋类中的含量较多。而菠菜、空心菜、菜花、雪里红中含有丰富的胡萝卜素，它可以作为维生素 A 的补充剂。

（3）维生素 B_1　维生素 B_1 在肝内最丰富，比肌肉组织中的高 10 倍。维生素 B_1 的主要作用是参与糖代谢，加速糖转变为脂肪，保护肝糖原等。当肝脏受到严重损害时，常常会引起维生素 B_1 的缺乏。缺乏的原因主要是维生素 B_1 在肝内受到阻碍，因而不能进行正常代谢活动；其次，因为肝炎病人食欲不佳，对于富含维生素 B_1 的食物摄入不够，同时维生素 B_1 的吸收也发生障碍；此外，若输入大量葡萄糖时，维生素 B_1 的消耗会增多。因此应多补充如全麦、豌豆、花生、新鲜蔬菜、水果等富于维生素 B_1 的食物。对于严重的肝炎患者来说，大量输入葡萄糖时，应注意补充适量的维生素 B_1 制剂。

（4）核黄素　肝脏内含有较丰富的核黄素，因此人体一般不会缺乏核黄素。但是对于黄胆型肝炎患者或者有严重的肝损害的患者来说，因为食欲不振及吸收不好会引起核黄素的缺乏。核黄素在肝脏内的主要作用是促进肝细胞的呼吸作用来维持肝脏的正常功能。含核黄素丰富的食物有肉、蛋、乳、小米、大豆及绿色蔬菜等。

(5) 维生素 B_6　维生素 B_6 有促进脂肪代谢的作用，在肝脏中色氨酸转变为尼克酸时，需要维生素 B_6 的参与。缺乏维生素 B_6 时，会引起脂肪肝。含维生素 B_6 丰富的食物有米糠、麦麸、牛肝、花生米、马铃薯、香蕉、火腿、鸡肉等。

(6) 维生素 K　维生素 K 在很多植物和植物油中都含有一定的数量。按所含的碳原子的数量不同，可将维生素 K 类分别称为维生素 K_1、K_2。我们把人工合成的维生素 K 称为维生素 K_3。维生素 K_1、K_2 都是经过肠道淋巴和胆汁一起被吸收的。K_3 则要通过门静脉吸收，它不需要胆汁。维生素 K 被吸收后，都集中在肝内，因此，若肝脏患有疾病，就会影响维生素 K 的吸收。洋白菜、菠菜、菜花、花生油内都含有一定量的维生素 K。

肝硬化：肝硬化是各种肝脏炎症发展和酒精中毒等的晚期病变。肝硬化可分为门脉性、胆汁性，淤血性、寄生虫性和坏死性等五种。肝硬化的主要症状是肝功能衰退。肝硬化早期，表现为肝肿大、光滑；肝硬化晚期，肝脏明显缩小，其硬度增加，重量减轻，肝表面呈弥漫的细结节。从显微镜下可见纤维组织增生、肝细胞变性、以及血管受压改变等等。此外，肝硬化常伴有黄疸与出血，如：牙龈出血、皮下出血等；消化道功能紊乱，如：食欲减退、腹胀、恶心等。在神经精神方面也有改变，如：情绪易激动、烦躁、记忆力减退、注意力不集中等。

易诱发肝硬化的因素：①病毒性肝炎；②慢性酒精中毒；③营养失调；④药物中毒；⑤慢性心功能不全。

生活建议：

（1）对于肝硬化患者来说应保证充足的碳水化合物的摄入，以助合成肝糖原，防止毒素损害肝细胞。肝硬化患者每日应供给碳水化合物350～400克。当然若个体差异较明显的患者应以自身为标准。

（2）肝硬化患者对脂肪的消化和吸收存在一定的困难，这是由于肝脏的功能衰退，胆汁合成及分泌减少。过多的脂肪会在肝脏中储留，这样就会影响肝糖原的合成，进而加重肝功能的损伤。每日脂肪的供给量应在40～50克左右。如果脂肪摄入的过低，就会使食物的味道受影响，则会使患者食欲降低。因此，对于肝硬化患者一定要掌握好脂肪的摄入量。

（3）应多供给含氨基酸丰富和生理价值高的动物性蛋白质食品，如：牛奶。蛋白质的供给要十分丰富，每日可供给1克/公斤体重，来保护肝细胞，使已经受损的肝细胞恢复和再生。在病人出现腹水、血浆蛋白含量低的时候，尤其要多给些蛋白质。若有肝昏迷倾向、肝功能衰竭和血氨偏高时，蛋白质则应减少摄入，有时要用低蛋白质饮食。

（4）适量的维生素特别是维生素C、A、B、K，它们能增加抵抗力、增进食欲、防止出血，避免干眼病、夜盲症等一系列的维生素缺乏症，更重要的是适量的维生素还可以保护肝脏功能。

(5) 食物应做到无刺激性、细、软，以半流质或软饭最为适合。尽量避免硬食的摄入，以免食管消化道受损伤而导致出血。

(6) 腹水病人的饮食应少盐或无盐。食盐量每日不应超过3克，严重水肿者，钠应限制在500毫克左右，水分每日应限制在1000毫升。此外，还应增加含锌高的食物的食入，因肝硬化病人的肝脏内含锌量低，血清锌低，尿内锌排出量多，只有增加了含锌高的食物的摄入才会使患者体内的锌含量适当。

(7) 严禁任何酒类，严禁暴饮暴食。

肝昏迷：肝昏迷是主要由于肝脏受到严重病变损害造成的。肝脏受到严重损害，它就无力将血液中代谢产生的毒物清除干体外，也无力将肠内产生的毒性物质消灭于肝脏之内。这样，肝脏就把这些毒物，全部直接带入人体循环，致使人体代谢紊乱、神经失常、昏迷。肝昏迷的临床症状为患者面部表情淡漠，两眼凝视，意识不集中，语言单调且含糊不清，嗜睡，上肢伸平有震颤现象，抽搐，呼吸有粪便气味。

易诱发肝昏迷的因素：①病毒性肝炎、肝癌、肝外胆道疾患；②药物中毒；③肝病患者或术后饮食不合理。

生活建议：

(1) 碳水化合物　足够的能量和充足的碳水化合物可以满足脑组织能量代谢的需要，避免发生低血糖，减少体内组织蛋白质的分解，可以增强肝细胞对毒素的抵抗力，促进肝脏功能的恢复。肝昏迷病人的热量来源主要依靠碳水化合物。对能进食的患者应给予高碳水化合物的食物如：葡萄糖、果汁、果酱、果冻、蜜饯水果、藕粉等。并选用膳食纤维少的蔬菜及细粮等。每日热量可在 1600 千卡左右。

(2) 脂肪　患者对脂肪的消化吸收能力降低，脂肪不能过高，以免增加肝脏负担。

(3) 蛋白质　蛋白质的供给对防止血氨的增高会起到重要的作用。如果蛋白质供给的适宜，会有利于病情的恢复。如果蛋白质供给的过多，可能会加重肝昏迷。蛋白质分植物蛋白质与动物蛋白质，植物蛋白质如：豆浆、豆腐等，动物蛋白质中，以禽类和蛋类的产氨量较多，奶类最少，在选择食物时应注意，尽量选择产氨少的食物。由于各种氨基酸产生氨的能力不同，如：蛋氨酸、甘氨酸、丝氨酸、苏氨酸、组氨酸、赖氨酸、谷氨酰胺等在体内的产氨量较多，对于严重肝病患者应限量，如果食入过量，可诱发肝昏迷。肝昏迷患者病情好转后，可每日供给 40～50 克蛋白质，应将蛋白质在三餐中平均分配，使其发挥蛋白质的互补作用。若一周后没有发现问题，在病情允许的情况下，可供给少量的动物蛋白质食品。

13. 肾脏病的饮食治疗

肾脏是调节体液、产生尿、排出代谢废物、调节水电解质和平衡酸碱的主要排泄器官之一。肾脏还起着维持机体内环境的稳定及调节血压的作用。当双肾受到损害时，如休克、创伤、严重感染、溶血和中毒等病影响了血液循环和血液成分，使双肾受到损害时，它就要发生病变，出现功能减弱，肾小球过滤率降低，代谢失常和尿中毒等综合征。而作为膳食营养应针对肾脏病的需要进行，其主要目的就是减轻肾脏负担，并适当发挥健肾的生理功能，以维持患者的营养需要，增加抗病能力。

易诱发肾脏病的因素：①免疫反应性的疾病；②代谢异常或先天的病患；③感染；④药物或毒素；⑤肾血管病变。

急性肾功能衰竭的饮食原则：在急性肾功能衰竭的饮食治疗中，主要应注意蛋白质、热量、维生素和钾、钠的供给问题。根据其少尿期、多尿期、恢复期及合并尿毒症、酸中毒和高血钾等不同情况，可以给予不同的饮食。

（1）热量　少尿期病人因非蛋白氮高，所以食欲常常很差，热量因此不足。每天可给 800～1000 千卡热量。每天至少给 100 克葡萄糖以供给热量，还可减轻酮症和减少蛋白质分解。还有人主张给 2000 千卡热量。实践证明在少尿期，病人由于尿内非蛋白氮高，病人食欲很差，2000 千卡热量很难摄入，可以选择供给一些浓缩酸梅汤及浓缩冰淇淋为病人清热、解毒、降温、利尿、止恶心。除保证摄取优质蛋白外，还能保证热量摄入。

多尿期尿量及非蛋白氮逐步下降，病人食欲不断好转，摄入的热量能达到 2000 千卡。

恢复期病人食欲好转，改高热量软饭，热量应达到 2000～3000 千卡。

（2）蛋白质　蛋白质的适宜供给量，少尿期为 20 克，多尿期为 30～40 克，恢复期为 50～70 克。长期进行腹透的患者，每人每公斤体重供给 1 克蛋白质较合适。

（3）维生素与钠　如有水肿或高血压（舒张压大于 110 毫米汞柱），钠应限制在每日 20～50 毫克当量。严重者应不超过每日 20 毫克当量。多给维生素 B 合剂，并另加5毫克叶酸、1~3克碳酸钾。当出现高血钙时不再补。

酸中毒时，病人应多食含碱性高的食物。忌食鱼、肉，防止硫酸根及磷酸根积聚。可给病人大量水果、牛奶，并每日给酵母3克，维生素B_6 30毫克，蛋白质和水分不限量。

高血压（150/100mmHg）用降压药有水肿时，每日食盐不超过3克。当肾脏恢复正常时，血压即可下降。

肾病综合征病人，常全身水肿和排泄大量蛋白尿。应限制水分和钠盐的摄入。每日可用食盐1~2克，可用蛋白质100克左右。为了保护肾脏的健康，可多食用含维生素、胡萝卜素丰富的食物。食谱，早餐可用牛奶、鸡蛋、糖包或面包；午、晚餐用烧鱼、肉末豆腐、油菜、菠菜等。

恢复期病人的钾、钠、非蛋白氮正常，血压下降，病员食欲好转，精神较好，尿量正常，每日应供给热量2000~3000千卡，每公斤体重给蛋白质1克，优质蛋白占总蛋白的30%，并多供给丰富的维生素，可多食水果及绿叶菜类。

急性肾炎患者的饮食：急性肾炎是一种急性弥漫性病变，肾脏的功能产生不同程度的改变。此类病人膳食的治疗，目的是为减轻肾脏负担、消除临床症状。计划膳食时应根据病人有无水肿、尿量减少、高血压和氮质血症情况而定。这类病人应限制钠盐的摄入、以消除水肿和高血压。依水肿情况应用低钠或无钠饮食。

（1）低盐饮食，每日食盐用量不超过3克，包括酱油内的含盐（以5毫升酱油折合食盐1克计）。禁食含盐量高的黄酱、甜面酱、咸菜、榨菜等。水肿严重病人应用低钠饮食。含钠量高的食物如油饼、豆腐干、碱馒头、胡萝卜、菠菜、黄瓜等应限制食用。

(2) 每日水摄入量应限制在1000毫升以内。因为饮水过多，易造成水中毒和水肿。

(3) 碳水化合物和脂肪不必限制，以供给机体热量，减少体内蛋白质分解和供给热能消耗。

(4) 在肾病初期和氮储留时，应限制蛋白质用量，可用低蛋白饮食，以减轻肾脏负担。蛋白质可按每日每公斤体重0.5~0.75克供给。当尿量增加，病情好转时，蛋白质限制在每日30~40克。

(5) 病人在尿少或无尿时应控制钾盐（如牛肉、鸡肉、紫菜、红枣、西瓜、黄豆、菠菜等这些含钾盐丰富的食品，应限制食用），以免引起血钾升高，导致心律不齐等症状。

慢性肾炎患者的饮食：慢性肾炎病人常有消瘦或贫血等症状。膳食要求如下：

(1) 必须能维持正常体重，要有充足的营养素。

(2) 水分不加限制，多用西瓜汁、冬瓜汤、赤小豆汤等利尿的食品。

(3) 蛋白质的摄入量为每公斤体重1克。如果尿内排出大量蛋白质及全身显著水肿时，蛋白质供给量应增加到每公斤体重1.5~2克，并应选择易吸收和利用率高的蛋白质，如牛奶、鸡蛋等。植物蛋白质可多用豆腐、豆浆及其他豆制品等。

(4) 根据水肿情况决定食盐量，总之还是应少盐。

(5) 如患者有贫血现象，尽量先用含铁质丰富的食物，如猪肝、蛋黄、西红柿、红枣、柿子椒等。

14. 胆道病的饮食治疗

胆道中最常见的疾病是胆结石和胆囊炎。

胆结石是由于胆管发生障碍，胆汁不能外流，而胆囊内水分被吸收，胆汁被浓缩滞留，凝结而成了胆结石。胆结石的症状是食欲不振、腹部异常疼痛、出汗、发热、呕吐、有黄疸等。

易诱发胆结石的因素：①胆固醇代谢失调或胆汁酸的肝肠循环障碍；②细菌感染；③遗传；④饮食因素；⑤其他。

生活建议：

(1) 高碳水化合物　胆结石的患者，热量应以高碳水化合物为主，如：藕粉等食物。胆结石患者的病情好转后可用含少量纤维的软饭或无渣半流质食物。

(2) 对于胆结石的患者来说应严格限制脂肪及脂肪类食物的摄入，特别是在急性期的患者。在患者胆结石没有发作的时候，可以摄入一定量的植物油，这样有利于维持胆囊功能。应禁食含胆固醇多的食物。

(3) 禁食含纤维素多的蔬菜、水果、粗粮等。

(4) 应多供给含维生素 A、C 丰富的食物，以保护肝脏。

(5) 忌用刺激性食物和酒类。

胆囊炎：胆囊是储藏胆汁的器官，和胆道系统相连。肝脏分泌的胆汁不断流入胆囊进行储存备用。急性胆囊炎的症状为右上腹持续性疼痛、高热、恶心、呕吐及食欲不振等。慢性胆囊炎的症状主要是上腹部不适、腹胀、厌食、消化不良等，有些慢性胆囊炎患者却毫无症状。

易诱发胆囊炎的因素：①病原菌、伤寒菌、副伤寒菌等细菌的感染；②肠道阻塞；③肠道寄生的蛔虫钻入胆道引起的。

生活建议：

对于急性胆囊炎的患者来说，膳食应：

(1) 供给适量的碳水化合物，以增加糖原的储备，节省蛋白质，利于病情。

(2) 低脂肪，控制胆固醇的摄入，以减轻刺激及代谢负担。

(3) 充裕的维生素及矿物质，特别是维生素 K 对内脏平滑肌有解痉镇痛的作用，应补充。

(4) 节制饮食，少量多餐，定时定量，选择流质食物。

对于慢性胆囊炎的患者来说，膳食应：

(1) 供给较低热量的饮食，为适宜。个体情况应具体分析定其摄入的热量。

(2) 碳水化合物可以增加肝糖原的贮存，以保护肝细胞组织，但对于肥胖的患者来说应适当限制主食、甜食和糖类的摄入。

(3) 保持低脂肪、低胆固醇，禁用脑、肝、肾、蛋黄等。禁用油炸食物，如：炸油饼、软炸肉、炸鸡蛋等。更不应吃肥肉，因脂肪过多会影响肝脏功能，增加胆囊负担。

(4) 为了保持病人健康，增进食欲，促使胆囊收缩使胆囊排空有利，可多供给蛋白质，每日每公斤体重 1～1.2 克，但蛋白质的供给应为易消化的蛋白。同时提出注意的是：限制胆固醇的摄入。

(5) 忌食刺激性和辛辣性的食物及调味品，禁止饮酒、咖啡、浓茶等。

(6) 应供给大量的果汁、山楂水，用来稀释胆汁。每日可给 1500 毫升，每隔 2～3 小时可饮用一次。

(7) 膳食应遵循少量多餐的原则，这样可以刺激胆汁分泌。

15. 胰腺疾病的饮食治疗

胰腺属于消化系统，又是消化的附属器官。它是分泌酶的重要器官。胰腺分泌的消化酶有淀粉酶、脂肪酶和蛋白酶三种。脂肪酶主要是靠胰腺分泌的。如果胰腺发生了疾病，那么脂肪的消化与吸收就要受到严重的影响了。其次，如果胰腺发生了疾病那么胰岛也容易受到影响，而导致糖尿病的发生。综上而言，胰腺的主要生理功能就是分泌消化液和胰岛素，帮助调节糖代谢和对食物进行消化。

胰腺炎可分为急性胰腺炎与慢性胰腺炎两种。

急性胰腺炎：急性胰腺炎表现为脉搏加快、剧烈的上腹部疼痛、腹部膨胀、恶心、呕吐、发热等，有时还会出现便秘或腹泻，严重时可发生休克。

易诱发急性胰腺炎的因素：①酒精中毒；②胆囊炎。

生活建议：

(1) 对于较严重的患者，为抑制胰腺分泌及防止胃肠胀气，应采取禁食或用肠外摄取营养的方法。

(2) 急性胰腺炎发作的时候，患者因不能进食，常有恶心、呕吐、发热等症状，热能消耗很多。因此，应供给患者所必须的热能。

(3) 应限制脂肪和蛋白质的摄入量，以减轻胰腺负担，缓解疼痛。但为了修复胰腺的损害，还是应适量供给蛋白质。

（4）严禁饮酒、浓茶、浓咖啡等刺激性饮品，以保护胰腺。严禁饮肉汤、鸡汤、奶类、豆浆等含脂肪的食物，以保护胰腺。

（5）应多供给各种维生素，特别是应大量供给维生素C。

（6）应少量多餐，每日可进餐5~6次。

慢性胰腺炎：慢性胰腺炎表现为剧烈的上腹部疼痛。因为胰腺不能正常分泌消化酶，致使大便增多，产生泡沫，并含有未消化的食物。此外，维生素和无机盐的吸收皆不理想，因此容易发生营养素的缺乏症。

易诱发慢性胰腺炎的因素：①急性胰腺炎反复发作；②慢性胰管阻塞及慢性酒精中毒引起。

生活建议：

（1）对于营养素的要求，慢性胰腺炎基本和急性胰腺炎相同。当急性胰腺炎发作时，应禁食。因为胰腺受损害的患者容易导致糖尿病发生，因此可用低脂、低食物纤维的糖尿病饮食。

（2）当慢性胰腺炎的病情好转后，可食用适宜的碳水化合物，应采用半流质的饮食方式。

（3）应用低脂肪的动物蛋白质食物，如鸡肉、鱼、虾、肝、肾、心、蛋清等，注意适当控制胆固醇的摄入量。

（4）应供给充足的维生素，特别是应给予大量的维生素C。

（5）应供给充足的矿物质，要注意维持电解质平衡。

（6）严禁饮酒。

(7) 应采用少量多餐的原则，这样可使胆汁分泌均匀。

(8) 对于供给给胰腺炎患者的食物应注意烹调的多样化，一定要做到味道鲜美，色泽好看，以促进患者食欲。

16. 慢性支气管炎的饮食治疗

慢性支气管炎是一种常见病和多发病。慢性支气管炎可引起气管、支气管黏膜炎性变化，黏液分泌增多，会出现咳嗽、咳痰和气急等症状。慢性气管炎有咳、痰、喘、炎四种主要症状，如继发性感染导致急性发作，则重点应控制感染。早期的症状较轻微，它多在冬季发作，春季缓解。炎症严重的，四季都有可能发病。

易诱发慢性支气管炎的因素：①化学气体、吸烟、烟尘和煤尘等引起；②感染、过敏因素、自主神经功能失调等引起的；③气候的变化等。

为了保证慢性气管炎患者蛋白质的需要，并预防脂质代谢和糖代谢障碍的发生，应使碳水化合物和脂肪及蛋白质维持适当的比例，主要应减低碳水化合物和脂肪在膳食中所占的比例。

碳水化合物：碳水化合物是人体的主要热量来源。碳水化合物分单糖、双糖和多糖。其中以葡萄糖和果糖等单糖容易被中老年人所吸收利用，而果糖在体内转化为脂肪的可能性较葡萄糖小，节省蛋白质消耗作用比较明显。所以，有人主张中老人应多吃一些含果糖多的食物（如蔗糖、蜂蜜、果酱等），但对肥胖的人要注意控制进食量，特别是要控制糖的进食量。对中老年人进行的糖耐量试验结果表明，葡萄糖负荷后，血糖恢复正常水平所需要的时间比青年人要长；而胰岛素对血糖的调节作用，在中老年人体中也明显降低。在中老年人膳食中应多用粗粮、薯类、蔬菜和瓜果等植物性食物。

脂肪：脂肪是人体的主要热量来源。欧美国家认为中老年人膳食的脂肪量不应超过食物总热量的 25%，以每天每公斤体重 1 克为宜。从我国大多数人的饮食习惯和饮食品种的情况看，我国中老年人的脂肪含量以不超过总热量的 20%为合适。要尽量使用含不饱和脂肪酸的植物性油脂。

蛋白质：蛋白质的供给量减少会影响到机体健康，从而使机体常出现负氮平衡或衰老的现象，如：中老年人的肌肉组织退化出现皱纹，多种酶的活性降低，神经内分泌系统调节功能减退，机体对疾病的抵抗力下降等。蛋白质供给不适量，对中老年人的健康是很不利的。

中老年人体内的蛋白质利用率较低，分解代谢又大于合成代谢。所以，为了补偿机体的消耗，维持机体的正常代谢，增强中老年人对疾病的抵抗力，中老年人的蛋白质的供给量标准应该高于青壮年。中老年人蛋白质的需要量高与其蛋白质中氨基酸的组成也有密切的关系。蛋白质的氨基酸组成比蛋白质的数量更重要，因为优质蛋白质对蛋白质的合成代谢有利，中老年人适量的蛋白质应为每天每公斤体重 1.2 克。在一般膳食中蛋白质供给的量比较低，所以中老年人容易存在着轻度的蛋白质缺乏症；但往往被机体老化所掩盖，而不易被人发现。这样，在机体受到应激负荷时，呼吸道受到感染，就十分容易使慢性气管炎发病并且更加严重。此外，病毒对慢性气管炎的发生和发展也起重要作用，病毒造成呼吸道上皮损伤还能使细菌易继发感染。因此，蛋白质的质和量对加强慢性气管炎的预防和治疗都很重要。对于慢性气管炎的中老年人，蛋白质量应根据病情以1~1.5克为宜。

维生素：维生素与中老年人的健康是密切相关的。维生素不仅在体内有广泛的生理功能，而且与机体老化，如神经内分泌调节紊乱、机体代谢及氧化过程减弱、器官功能减退、代谢障碍的发生、对疾病的抵抗力减低等都有着重要的联系。例如：维生素A的缺乏，可使支气管黏膜的柱状上皮细胞受到破坏，使纤毛变短或脱落；以至使纤毛清除功能减弱，痰液不易排出，因而增加感染的机会；维生素A缺乏，还可以使支气管黏膜发生溃疡，并使黏膜的修复能力减弱，溶菌酶活力降低，因而易引起慢性支气管炎。维生素C的缺乏，会使血管通透性增加，抗体抵抗力降低，增加感染机会，可能使慢性支气管炎合并肺气肿和肺源性心脏病。因此每日应给予维生素C 150~200毫克。

生活建议：

（1）应禁止食用油腻性的食物，禁食猪油、肥肉、肥鸭、油炸的食品等，这样有利于祛痰。

（2）对于慢性气管炎的患者应用高蛋白饮食。

（3）应多食富含维生素C及富于维生素A和胡萝卜素的食物。

（4）应给以清淡易消化的食物，严禁食用有强烈刺激的调味品，如：辣椒、芥末、胡椒面、五香粉、咖喱等，这样有利于镇咳。

（5）应禁食香辛味的食品，如：芹菜、韭菜、蒜苗、蒜黄、茴香、韭黄、洋葱、苦瓜等。

17. 中老年性眼病的饮食治疗

眼睛是人体重要的感觉器官，随着年龄的增长眼病成为了中老年人的常见病。

易诱发中老年人眼病的因素：①年龄的增长；②饮食的不科学；③用眼的不合理；④精神受刺激。

老花眼：老花眼是由于眼睛不能自身进行调节了，眼睛的睫状肌收缩力减弱，晶状体也逐渐变硬，弹性也愈来愈减弱，调节视网膜聚焦的能力愈来愈降低，以至看不出近处的东西。一般是在 45 岁左右出现老花眼，经过 3 ~ 4 年的时间后，屈光度又会加深。

青光眼：青光眼是由于眼压增高，或视乳头凹陷、萎缩、而使视力受到损害，甚至失明。

白内障：白内障的发病率是与年龄的增长呈正平衡的。如果全身都查不出是什么原因而使晶状体由透明发生进行性混浊的，那这往往就是老年性白内障。老年性白内障，一般为双眼病，但双眼的发病时间、混浊程度和发展的速度却有所差别。白内障的症状是视力逐渐下降。因此，如何控制发展，保护视力是很重要的。

针对性营养素：

蛋白质：眼球组织是由蛋白质构成的，人体必须摄取适当的蛋白质，全身细胞才能维持正常的功能和健康。蛋白质和生命有着极密切的关系。人体全身器官和组织都含有蛋白质。如蛋白质供给充分，人体就可以产生抗体和白细胞，以增强中老年人的免疫能力。否则就不易避免各种细菌、病毒和细菌毒素的感染而发生眼病及其他疾病。因此，适量的蛋白质可以控制白内障和青光眼的发生和发展。

维生素A：中老年人应多摄取富含维生素A的食物。维生素A的主要生理功能是促进眼球内视紫质的合成与再生，维持人的正常视力。缺乏维生素A时，眼睛对黑暗环境的适应能力减退。严重时患夜盲症。维生素A还可以预防及治疗干眼病。长期缺乏维生素A时，会使人完全丧失视觉。

应多吃含胡萝卜素丰富的食物。胡萝卜素是维生素A的前身。人体摄入这些胡萝卜素，在肠壁上经过胆汁盐的帮助吸收后，在肝脏内即可转化为维生素A。维生素A的含量鱼类最丰富，特别是鱼肝油；某次是蛋黄、牛奶和牛油。植物性食物如：胡萝卜、西红柿、菠菜、大白菜、柑桔、木瓜等均含有维生素A的前身——胡萝卜素。维生素A不可摄入过量，因为如果维生素A过量，肾脏无法把多余的部分排泄出去，这样会引起中毒的发生。因此，维生素A的摄入一定要适量。

维生素B_2：维生素B_2（核黄素）是保护眼睛的维生素。如果缺乏维生素B_2会使眼睛经常容易充血。眼睛怕光是维生素B_2缺乏的症状。如果严重缺乏维生素B_2，双眼就会经常出现流泪水或迎风流泪、发热、刺痛、烧灼等症状。给以充分的维生素B_2以后，症状就可以减轻或消失。在正常情况下含有维生素B_2的酶能和空气中的氧结合，用来供应角膜细胞和眼睛表皮组织。可是当用眼过度或极度疲劳以及熬夜时，维生素B_2就会被大量消耗，只好由微血管来供氧气给角膜细胞。由于微血管充血，眼睛就会充满血丝，因而变得不明亮。如果选用适应的饮食和进行适当的休息，眼睛充满血丝的现象就会消失。中老年人如果能充分摄取蛋白质及各种维生素，是可以维持良好的视力的。维生素 B_2 的含量丰富的食物有：动物内脏(肝、腰、心等)、牛奶、牛肉、干酪、酵母、菠菜、雪里红、茴香、木耳、黄豆、葵花子、杏仁、榛子等。

维生素 C：维生素 C（抗坏血酸）在自然界可以找到两种形式的维生素 C：抗坏血酸和脱氢抗坏血酸。这两种形式都存在于植物和动物组织中，两种形式都可用于人体的营养治疗。维生素 C 的主要功用，就是帮助制造骨胶原产生胶原蛋白这有益于视网膜及神经组织，如果维生素 C 缺乏，就会出现眼球内结缔组织崩溃，血管壁供血不足，眼组织受到损害，就会造成视力不足。如果维生素 C 缺乏，体内的抗体所具有的综合细菌能力减低，易发生眼睛感染。因此，中老年人摄入适量维生素 C，也有助于眼病的预防。

中老年人维生素 C 的供给量一般为每日 60 毫克。患白内障或青光眼的中老年人每日为 75～100 毫克。

生活建议：

（1）患者一次的饮水量不要过多，应不饮或少饮浓茶和咖啡等兴奋性饮料，多饮菊花茶，因为菊花茶能够明目。

（2）忌食刺激性调味品，如：辣椒、芥末、咖喱粉、胡椒粉等。

（3）应多吃新鲜绿色的蔬菜及野菜，如：野苋菜、红花菜（紫云英）等。它们都含有丰富的维生素 C 及胡萝卜素，有明目及保护视力的作用。

（4）应多食富于维生素 A 的食物，如：鱼类、黄鳝、猪肝、羊肝等，它也有明目的功用。

(5) 应少吃盐，不可吃得过咸。

(6) 应避免情绪激动，生活要有规律，不要在暗处看书、看电影及看电视等；还要注意用眼时间，不可过久。还应有充足的睡眠，以免视力过度疲劳，容易诱发眼病。

18. 肿瘤与饮食

肿瘤的发病率和死亡率在近年来不断的升高，这使人民的生命安全受到极大的威胁。因此，不断有人研究肿瘤的病因与如何治疗。而肿瘤与营养的关系，随着研究的深入也越来越受到重视。

饮食与恶性肿瘤的关系有三种情况：抗癌，无关和致癌。现在有关抗癌饮食的知识还不多，也还不确切，而对于致癌的饮食因素却深受人们注意。食物致癌大致有三方面的原因可循：①是某些营养素过多或不足；②是食物添加剂的致癌作用；③是食物中有致癌物质污染。

易诱发肿瘤的因素：①环境因素，如：大气、土壤和水质中的致癌物质；②膳食因素引起的。

食物中的各种成分可能有促进肿瘤形成的，例如：氨基、固醇及其衍化物，可以成为致癌物的来源。由于代谢转化的结果，这些成分可以获得致癌活性，或者能辅助致癌活性。现在的科学研究已证明，硝酸盐、亚硝酸盐和氨在机体中可能是内源合成致癌性亚硝基的化合物。食物生产加工的多工序化，致使外来的物质，包括化学致癌物质，有可能污染食品。食物在烹调时，采用烟熏、油炸、烘烤等加工方法，在食品中可能出现致癌性混杂物。此外，成品经过储藏运输到消费者之手，也能有致癌物质污染食品。

还有大量营养调查和动物实验证明，许多恶性肿瘤的发生，常与热量摄入、脂肪的质和量、蛋白质、氨基酸、无机盐和其他营养素的缺乏有关。如长期患缺铁性贫血，易患食管上段癌症；食品中缺碘，甲状腺癌发生率较高；核黄素缺乏，可引起上消化道癌及胰腺癌；维生素 A 缺乏，易引起胃癌、食管癌和宫颈癌；维生素 B_6 缺乏，可引起肝癌；维生素 C 缺乏，可引起食管癌和胃癌；此外，大量吸烟和饮酒，患上消化道癌的较多，酒精对维生素 B 族有破坏作用，有酒精中毒的人，常伴有维生素 B 族缺乏。所以，大量饮酒能增加口腔、咽喉、食管的患癌危险系数。表 8－5 为肿瘤的发生与营养素的关系。

表 8－5 某些营养素缺乏与恶性肿瘤的关系

营养素缺乏的种类	发生部位	恶性肿瘤名称
维生素 A	胃、食管、宫颈	胃癌、食管癌、宫颈癌
维生素 B_2	上消化道、胰腺	胰腺癌、食管癌、十二指肠癌、胃癌
维生素 C	食管、胃	食管癌、胃癌
维生素 B_6	肝	肝癌
维生素 B 族	口腔、咽喉、食管	唇癌、舌癌、上腭癌、喉癌、食管癌
铁	食管上段	口腔癌、喉癌
碘	甲状腺	甲状腺癌

营养缺乏是癌症发生的因素，但某种营养素过量，也是发生癌症的一个重要因素。动物脂肪如牛肉、黄油、奶油、椰子油等含饱和性脂肪酸过高，多吃会容易致癌；另

一个发生癌症的因素，是高盐、高碳水化合物的摄入，含高盐的食品和油炸食品能破坏胃黏膜屏障，使胃黏膜易受致癌物质刺激；低食物纤维膳食是发生结肠癌的一个重要因素，食物纤维能促进粪便的排出，可使摄入体内合成的致癌物质及时排出，如缺乏食物纤维，可使肠蠕动减慢，因而延长排便时间，减少排便量，也就延长了致癌物质与结肠接触的时间；此外，胆汁酸在肠道细菌的降解作用下，可形成致癌物质，而食物纤维对粪便中的胆汁酸有促进排泄的作用。

肿瘤的发病还可能与膳食组成及营养情况有关，但是内分泌不平衡，可能与肿瘤发病也有关。根据流行病学的调查，认为某些食物的组成可能与肿瘤发生的部位有关（表 8-6）。

表 8-6 摄入食物与肿瘤部位的关系

食物的可能性或有关因素	肿瘤发生部位
烟熏食品、油炸食品、高盐、干咸鱼、大米酒	胃
热茶、啤酒、白兰地、酒精性饮料	食管
肉和脂肪、牛肉、干豆、啤酒、白兰地、低食物纤维、高饱和脂肪酸、高胆固醇、粪便中的胆汁酸和胆固醇的代谢物	结肠
啤酒、饱和脂肪酸、高胆固醇	直肠
酒精、食品中的黄曲霉毒素、营养缺乏	肝
高脂肪与高蛋白食品	乳腺
高热量、高动物蛋白	肾
高脂肪、高蛋白、低食物纤维	子宫、卵巢、前列腺
脂肪	输精管
咖啡	膀胱

生活建议：

（1）每日摄入一定量的富于维生素C的蔬菜和水果及水果汁，可以降低或阻断致癌性的亚硝胺在体内形成，缓解摄入体内的致癌物，并且还可以从蔬菜或水果中得到各种维生素、无机盐和食物纤维，增强中老年人的免疫力。

（2）厌食肉类食品的患者，可用鱼、虾、鸡鸭等代替肉类。也可用蛋类、乳类食品代替肉类。以增加蛋白质入量。完全厌食者，可用胃肠外营养。

（3）牛奶及奶制品，新鲜黄绿色的蔬菜和水果，对胃癌的发生有预防作用。

（4）可用半流质饮食或软烂的食物，如：土豆泥、水果泥、蛋羹、牛奶、藕粉、奶酪等。

（5）采用少量多餐饮食制度，如果唾液腺受损，口腔干燥者，可用流质食物。以便保护口腔。

（6）如果回肠切除，应限制麦类面粉和豆粉食物。应多用果汁和菜汁。增加维生素B的摄入，以防止大细胞型贫血。脂肪应用中链脂肪酸（如：牛奶、奶粉、羊乳、胖头鱼等）代替脂肪，以防止脂肪泻。如果消化吸收发生障碍出现脂肪泻时，应减少脂肪的供给量。

（7）胃切除术后，可用少量多餐的低渗食品，可补充优质蛋白（蛋、奶、肉等）和易于消化吸收的脂肪（如植物油、黄油、奶油等）以供给热能，减少糖量和预防或减轻倾倒综合征的发生。同时，必须补充钙、镁与维生素B、尼克酸、维生素C等，以免发生口角炎和周围神经炎等症状。如发生倾倒综合征，应控制吃糖量，供给患者的食物要干稀分开食用，以减少空肠膨胀。每日进食六餐，如每二小时进食一次，还可预防低血糖综合征的发生。定时定量饮水，每次60毫升，逐步到100~200毫升。

（8）应根据化学治疗或放射治疗所引起的症状，分别供给流质、半流质、软饭、少渣软饭等。此外，还可补充管喂饮食或胃肠外营养来补充营养。

(9) 肿瘤患者常不愿口服或管饲的要素膳食，必须用中央静脉插管法，给予要素膳食，以调正营养状态。使患者能接受各种抗癌性治疗，促使病人能接受各种抗癌性治疗，促使病人能接受大手术或降低手术死亡率，缩短手术后恢复期。口咽部手术切除，吞咽困难，味觉障碍时，应依靠管喂，以解决供给营养问题。

19. 哪些食物会致癌

缺少微量元素硒可能会导致肿瘤是因为硒是谷胱甘肽过氧化物酶的必要成分，它具有抗肿瘤的作用。维生素A、C、E也被视为抗癌维生素，维生素C和E都是生物体内重要的还原物质，在对抗过氧化物的作用上可以直接与硒协同来起作用。维生素A的抗癌作用一是维持上皮的正常结构和功能，二是调动人体的免疫能力。因此，缺乏这些维生素时是容易使癌症发生的。

食物烹调加工时常会产生或添加一些致癌物质。例如：在制造火腿、香肠、鱼干时往往加入硝酸钠，使肉类保持鲜红色。但硝酸盐是可以还原成亚硝酸盐的，亚硝酸盐与肉类中的胺结合成亚硝胺，而亚硝胺是致癌物。一些碳水化合物等有机化合物在加热温度过高时会产生苯并芘类的致癌物质。所以油炸、火烤的食物（已查出苯并芘的存在）应当少吃。在腌菜中也由于植物体内存在的亚硝酸盐而出现亚硝胺。所以在肉类制品中不能加入过多的硝酸盐。在食物中污染了致癌物的例子最突出的是黄曲霉素。黄曲霉很容易长在花生、大米、豆类上。潮热不透风的环境中黄曲霉繁殖很快。黄曲霉所产生的黄曲霉素的致癌作用比亚硝胺大七十五倍。所以保存农作物应当注意干燥、防潮、通风。已经长了这种霉的食物不能食用，即使再晒干，也不能将黄曲霉素破坏掉。

第九章 关于中老年人修身养性的几点建议

1. 中老年人应怎样合理减轻体重

(1) 饭前喝汤，这是美国科学家研究后推荐的办法，理论是饭前先喝汤，脑干食欲中枢的兴奋性会下降，食欲就降低了，食量也会自动减少。有的减肥药的确可以抑制食欲，但是那是因为减肥药中含有芬氟拉明，这对心血管十分不利，很容易诱发心血管疾病，应忌服这样的减肥药。体重肥胖者要想抑制食欲，可采取饭前喝汤的合理方法。

(2) 把一天饭量的大部分放在早上、中午吃，晚上吃得少些，并适宜地进行加餐，这样可以降低体重，并可使血糖、血压、血脂的波动减小。

(3) 应该把吃饭的速度放慢，不要狼吞虎咽，把吃饭时间延长，要做到细嚼慢咽，吃饭放慢速度，食量就能减少，因为人们在感到饱了的时候是需要一定时间来反应的，如果吃饭的速度很快，就来不及反应，必然会吃的过多。因此，一定要做到细嚼慢咽，延长吃饭的时间。

(4) 咀嚼更重要。据研究，中老年人通过多咀嚼，可以锻炼牙齿；多咀嚼可以使脑血流增多，可以预防脑供血不足，还对中老年性痴呆起到预防的作用；多咀嚼，还可避免中老年性痴呆。总之，咀嚼有多种作用，应提倡。

2. 应掌握的三个半分钟

❖ 醒过来不要马上起床，在床上躺半分钟；

❖ 坐起来后应再坐半分钟；

❖ 两条腿垂下床沿要再等半分钟。

经过这三个半分钟，可以避免脑缺血，使心脏可以处于一种安全的状态，减少了很多不必要的猝死，不必要的心肌梗死，不必要的脑中风。其实，这三个半分钟提倡的是中老年人的活动要缓行，活动不可过于急躁。

3. 生活四注意

（1）注意清洁卫生　良好的卫生习惯是增进身体健康的必要因素，一个健康的人，他应该做到无论是生活还是饮食都要注重清洁卫生。只有这样，才可以增进身体健康。因此，养成良好的卫生习惯是不可避免的。

（2）消除不良嗜好及习惯　中老年人中有许多人有一些不良的嗜好，例如吸烟、酗酒等，这些对中老年人的健康造成了严重的威胁；中老年人中还存在有不良习惯的人，他们经常会发生暴饮暴食等情况；我们提醒他们注意应消除这些不良的嗜好及习惯。

（3）注意环境　人们总是生活在周遭的环境中的，环境对人有着举足轻重的作用。我们周围的环境在不断的变化只有掌握它才有可能适应它。例如：应及时掌握天气的状况，增减衣服；应及时掌握房屋的状况，是潮湿、还是阳光明媚，对于这些情况的掌握可使我们永远生活在理想的空间里。

(4) 合理掌握生物钟　中老年人的生活应有规律，按时起床、进食、活动、就寝，这些都应按照自然的“生物钟”的节律进行，这样有利于健康。

4. 中老年人六不要

(1) 不要使用过烫的水洗澡　在高温条件下水中的有害物质三氯乙烯和三氯甲烷，有一大部分可以变成蒸汽，并可以随着水温的增高和时间的延长而逐渐增多。使用过烫的水洗澡还会使全身的毛细血管扩张，导致心脑等重要器官相对供血不足，有心脑血管疾病的患者十分容易发生心脑急性缺血。即使是健康的中老年人也不宜使用过烫的水洗澡因为人体脏器缺血是很危险的。

(2) 不要空腹进行运动　虽然有一句话说的好：生命在于运动，但是提倡的是科学的运动，而非盲目的运动。空腹进行运动就属于盲目的运动，它不仅会增加心脏的负担，而且极易引发心律不齐，导致猝死。中老年人更加危险。

(3) 不要吃太凉或太热的食物　中老年人无论在哪一方面都是受不起刺激的，吃太凉或太热的食物是一件极其危险的事，因为人的食道就在心脏背后，胃位于心脏的底部，所以吃太凉或太热的食物会诱发冠状动脉痉挛，容易造成猝死，中老年人还是吃一些温度适宜的食物为佳。

(4) 不要酗酒　酗酒会增加心脏的负担，引起肝脏的病变，中老年人一定要切忌酗酒。

(5) 不要吸烟　吸烟伤害肺，这是众人皆知的，中老年人不要吸烟。

(6) 不要做过于激烈的转头运动　中老年人乐此不疲

地做转头运动是不适宜的。转头运动固然可以锻炼颈部肌肉，缓解颈椎病所致的肩背肌肉僵硬、麻木等，但是如果头部转动运动进行的过快，持续的时间过长或动作幅度过大过于激烈，很有可能导致急性脑缺血，使中老年人发生昏厥现象。因此，不要做过于激烈的转头运动。

附　录

附录 1　常见食物蛋白质含量

（单位：克/100 克食部）

食物	蛋白质	食物	蛋白质	食物	蛋白质
香肠	18	海参	50.2	玉米	8.8
火腿肠	14	蛤蜊	15	玉米面	8
酱牛肉	31.4	河蚌	6.8	白果	13.2
牛肉	18.1	鱿鱼	18.3	核桃	14.9
羊肉	20.5	草虾	18.6	花生	21.9
猪肝	19.3	基围虾	18.2	花生仁	25
猪肉（瘦）	20.3	蟹	14	葵花子	23.9
猪肉（肥）	2.4	蟹肉	11.6	莲子（干）	17.2
猪肘棒	21.3	芝麻	19.1	栗子（干）	5.3
鸡腿	16.4	稻米（粳）	7.3	白瓜子	36
鸡胸脯肉	19.4	稻米（籼）	7.9	山核桃	7.9
鸭肉	15	方便面	9.5	松子	14.1
奶酪	25.7	高粱米	10.4	松子仁	13.4
牛奶	3	花卷	6.4	西瓜子	30.3
牛乳粉	19	煎饼	7.6	榛子	20
酸奶	3.2	苦荞麦粉	9.7	杏仁	24.7
羊乳	1.5	烙饼	7.5	豆腐	8.1
豆奶粉	19	馒头	7.8	豆腐（南）	5
鹌鹑蛋	12.8	米饭	2.5	豆腐干	12.2
鸡蛋	12.7	米粥	1.1	豆腐皮	44.6
松花蛋	14.2	米粉	8	豆浆粉	19.7
草鱼	16.6	烧饼（糖）	8	豆沙	5.5

续 表

食物	蛋白质	食物	蛋白质	食物	蛋白质
大黄鱼	17.7	通心粉	11.9	腐乳	12
大马哈鱼	17.2	小麦粉	11.2	腐竹	44.6
黄鳝	18	小米	9	黄豆	35.1
鲫鱼	17.1	小米粥	1.4	绿豆	21.6
麻花	8.3	燕麦片	15	素鸡	16.5
面包	8.5	油饼	7.9	赤豆	20.2
月饼	5.1	荷兰豆	2.5	油豆腐	17
冰淇淋	2.4	黄豆芽	4.5	芸豆	23.4
茶水	0.1	绿豆芽	2.1	饼干	8.5
桔汁	0.2	毛豆	13.1	蛋糕	13
奶糖	2.5	豌豆苗	3.1	豆汁	0.9
巧克力	4.3	豇豆	2.7	江米条	5.7
大白菜	1.7	红薯	1.1	凉粉	0.3
菜花	2.1	胡萝卜	1	绿豆糕	12.8
大葱	1.3	马铃薯	2	菠菜	2.6
大蒜	4.5	藕	1.9	油菜心	1.9
金针菜	19.4	竹笋	2.6	菠萝	0.5
西兰花	4.1	草莓	1	橙	0.8
油菜	1.8	柑	0.7	韭菜	2.4
冬瓜	0.4	桂圆	1.2	芹菜	0.8
佛手瓜	1.2	山楂	0.5	桂圆干	5
哈密瓜	0.5	桔	0.8	猕猴桃	0.8
苦瓜	1	李	0.7	紫菜	26.7
丝瓜	1	梨	0.4	银耳	10
西瓜	0.5	荔枝	0.9	枣	2.1
西葫芦	0.8	芒果	0.6	香菇（鲜）	2.2
茄子	1	苹果	0.5	椰子	4
番茄	0.9	苹果酱	0.4	木耳	12.1
尖椒	15	葡萄	0.7	杏	0.9
柿子椒	1	柿	0.4	香蕉	1.4
蘑菇	2.7	扁豆	2.7	桃	0.8

附录2　常见食物脂肪含量

（单位：克/100 克食部）

食物	脂肪	食物	脂肪	食物	脂肪
香肠	40.7	鹌鹑蛋	11.1	黄油	98.8
火腿肠	10.4	鸡蛋	11.1	炼乳	8.7
酱牛肉	11.9	鸡蛋黄	36.2	奶酪	23.5
牛肉	13.4	松花蛋	10.7	牛奶	3.2
牛肉干	40	鸭蛋	13	酸奶	2.7
牛肉松	15.7	饼干	16	羊乳	3.5
羊肉	14.1	曲奇饼	31.6	豆奶粉	8
猪大排	20.4	蛋糕	8	草鱼	5.2
猪肝	3.5	绿豆糕	1	大黄鱼	2.5
猪肉（瘦）	6.2	麻花	31.5	大马哈鱼	8.6
猪肉（肥）	90.4	面包	5.1	黄鳝	1.4
猪心	5.3	月饼	18	鲫鱼	2.7
腰子	3.2	炸糕	12.3	鲢鱼	3.6
猪肘棒（熟）	24.5	冰淇淋	5.3	海参	0.1
鸡	16.5	奶糖	6.6	鱿鱼（水浸）	0.8
鸡翅	11.8	巧克力	40.1	草虾	0.8
鸡腿	13	芝麻南糖	35.6	基围虾	1.4
鸡胸脯肉	5	豆腐	3.7	蟹肉	1.2
鸭肉	1.5	豆腐干	3.6	黄酱	1.2
鸭皮	50.2	豆腐皮	17.4	花生酱	53
炸鸡	17.3	豆浆	0.7	甜面酱	0.6
烧鹅	21.5	豆沙	1.9	味精	0.2
核桃	58.8	腐乳	7.9	芝麻酱	52.7
花生	48	腐竹	21.7	芝麻	40
花生仁	44.3	黄豆	16	梨	0.1
葵花子	49.9	豇豆	0.4	荔枝	0.2

续　表

食物	脂肪	食物	脂肪	食物	脂肪
栗子（干）	1.7	绿豆	0.8	芒果	0.2
白瓜子	46.1	素鸡	13.2	苹果	0.2
松子仁	70.6	赤豆	0.6	葡萄	0.2
西瓜子	44.8	油豆腐	17.6	柿	0.1
榛子	44.8	大白菜	0.2	桃	0.1
杏仁	44.8	菠菜	0.5	香蕉	0.2
稻米（粳）	0.4	菜花	0.2	杏	0.1
稻米（籼）	0.7	油菜心	0.6	椰子	12.1
方便面	21.1	大葱	0.3	枣	0.4
高粱米	3.1	大蒜	0.2	猕猴桃	0.6
挂面	0.7	茭白	0.2	冬瓜	0.2
花卷	1	韭菜	0.4	苦瓜	0.1
烙饼	2.3	芹菜	0.1	丝瓜	0.2
馒头	1	西兰花	0.6	西瓜	0.1
面条（切面）	1.6	油菜	0.5	蘑菇	0.2
米饭	0.3	西葫芦	0.2	木耳	1.5
米粥	0.1	茄子	0.1	香菇	1.2
米粉	0.3	番茄	0.2	银耳	1.4
烧饼（糖）	2.1	辣椒	0.3	紫菜	1.1
通心粉	0.1	甜椒	0.4	山楂	0.6
小麦粉	1.1	扁豆	0.2	菠萝	0.1
小米	3.1	荷兰豆	0.7	草莓	0.2
小米粥	0.7	黄豆芽	1.6	橙	0.2
燕麦片	6.7	鲜豇豆	0.2	柑	0.2
油饼	22.9	豌豆苗	0.6	藕	0.2
玉米	3.8	红薯	0.2	桔	0.3
玉米面	4.5	胡萝卜	0.2	炸土豆片	48.4

附录3　常见食物碳水化合物含量

（单位：克/100克食部）

食物	碳水化合物	食物	碳水化合物	食物	碳水化合物
稻米（粳）	75.3	红薯	23.1	白瓜子	3.8
稻米（籼）	77.5	胡萝卜	7.7	山核桃	26.8
方便面	60.9	姜	7.6	松子	9
高粱米	70.4	萝卜	4	松子仁	2.2
挂面	74.5	马铃薯	16.5	西瓜子	9.7
花卷	45.6	油炸土豆片	40	榛子	14.7
黄米	72.5	藕	15.2	杏仁	2.9
煎饼	74.7	藕粉	92.9	饼干	69.2
烙饼	51	山药	11.6	蛋糕	61.2
馒头	48.3	菠萝	9.5	豆汁	1.3
面条（切面）	58	草莓	6	凉粉	11.2
米饭	25	橙	10.5	绿豆糕	72.2
米粥	9.8	柑	11.5	驴打滚	39.9
米粉	78.2	甘蔗	15.4	麻花	51.9
糯米（江米）	77.5	桂圆	16.2	面包	58.1
烧饼（糖）	62.7	桂圆干	62.8	月饼	52.3
通心粉	75.4	山楂	22	冰淇淋	17.3
小麦粉	71.5	桔	9.7	茶叶	50.3
小米	73.5	李	7.8	桔汁	23.2
小米粥	8.4	梨	7.3	奶糖	84.5
燕麦片	61.6	荔枝	16.1	巧克力	51.9
油饼	40.4	芒果	7	芝麻南糖	49.7
玉米	66.6	苹果	12.3	苹果酱	68.7
玉米面	69.6	核桃	9.6	炼乳	55.4
豇豆	58.9	葡萄	9.9	母乳	7.4
豆腐	3.8	柿	17.1	奶酪	3.5
豆腐（南）	2.4	桃	10.9	牛奶	3.4

续 表

食物	碳水化合物	食物	碳水化合物	食物	碳水化合物
豆腐干	10.7	香蕉	20.8	酸奶	9.3
豆腐皮	18.6	杏	7.5	羊乳	5.4
豆沙	51	枣	28.6	豆奶粉	68.7
腐乳	7.6	猕猴桃	11.9	鹌鹑蛋	2.1
腐竹	21.3	花生	17.3	鸡蛋	1.3
黄豆	18.6	花生仁	16	松花蛋	4.5
绿豆	58.5	葵花子	13	鸭蛋	3.1
素鸡	3.9	莲子（干）	64.2	鹅蛋	2.8
豌豆	54.3	栗子（干）	77.2	甜面酱	27.1
赤豆	55.7	荷兰豆	3.5	味精	26.5
油豆腐	4.3	黄豆芽	3	芝麻酱	16.8
香肠	5.9	鲜豇豆	4	冬菜	7
火腿肠	15.6	豌豆苗	2.8	油菜	2.7
酱牛肉	3.2	芝麻（白）	21.7	西兰花	2.7
马肉	11	大白菜	3.1	白兰瓜	4.5
牛肉	0.1	菠菜	2.8	白金瓜	5.7
羊肉	0.2	菜花	3.4	冬瓜	1.9
猪肝	5.6	油菜心	1.8	佛手瓜	2.5
猪肉（瘦）	1.5	大葱	5.2	哈密瓜	7.7
猪心	1.1	大蒜	26.5	苦瓜	3.5
腰子	1.4	茭白	4	丝瓜	3.6
猪肘棒（熟）	2.1	韭菜	3.2	西瓜	6.4
鸡翅	4.6	芹菜	2.5	西葫芦	3.2
鸡胸脯肉	2.5	大黄鱼	0.8	番茄	3.5
鸭肉	4	鲫鱼	3.8	茄子	3.5
海参	0.9	鲍鱼	6.6	醋	4.9
蘑菇	2.7	蛤蜊	0.8	豆瓣酱	24.8
木耳	35.7	草虾	5.4	花生酱	2.3

附录4　常见食物膳食纤维含量表

食物品种	食部%	粗纤维 g	食物品种	食部%	粗纤维 g
大米(籼标一)	100	0.4	豇豆	97	2.3
大米(粳特级)	100	0.4	绿豆芽	100	0.8
方便面	100	0.7	毛豆	53	4
挂面	100	0.3	豌豆苗	98	0
糯米	100	0.8	胡萝卜(红)	96	1.1
小米	100	1.6	姜	95	2.7
燕麦片	100	5.3	白萝卜	95	1
高粱米	100	4.3	土豆	94	0.7
玉米面	100	5.6	藕	88	0.2
标准粉	100	2.1	山药	83	0.8
富强粉	100	0.6	玉兰片	100	11.3
米粉(干)	100	0.1	竹笋	63	1.8
油条	100	0.9	大白菜	92	0.6
蚕豆(带皮)	100	10.9	菠菜	89	1.7
蚕豆(去皮)	100	2.5	菜花	82	1.2
豆腐(南)	100	0.2	葱头(紫皮)	90	0.9
豆腐(北)	100	0.5	大葱	82	1.3
豆腐(内酯)	100	0.4	大蒜	85	1.1
香干	100	1.8	茴香	86	1.6
熏干	100	0.3	韭菜	90	1.4
豆腐丝	100	1.1	芹菜(茎)	67	1.2
素鸡	100	0.9	青蒜	84	1.7
素什锦	100	2	生菜	94	0.7
豆浆	100	1.1	蒜苔	82	1.8
豆浆粉	100	2.2	莴笋	62	0.6
酱豆腐	100	0.6	苋菜	74	2.2
赤豆	100	7.7	小白菜	81	1.1
黄豆	100	15.5	雪里红	94	1.6

续 表

食物品种	食部%	粗纤维 g	食物品种	食部%	粗纤维 g
绿豆	100	6.4	油菜	87	1.1
豌豆	96	6	圆白菜	86	1
扁豆	91	2.1	香菜	81	1.2
蚕豆	31	3.1	冬瓜	80	0.7
荷兰豆	88	1.4	黄瓜	92	0.5
黄豆芽	100	1.4	南瓜	85	0.8
苦瓜	81	1.4	丝瓜	83	0.6
西葫芦	73	0.6	年糕	100	0.8
西瓜	59	0.2	豌豆黄	100	2.2
香瓜	78	0.4	油茶	100	0.9
长茄子	96	1.9	月饼(五仁)	100	3.9
柿子椒	82	1.4	冰激淋	100	0
西红柿	97	0.5	可可粉	100	14.3
茄子	93	1.3	黄酱	100	3.4
辣椒(青)	84	2.1	豆瓣酱	100	1.5
葫芦	85	0.9	辣椒酱	100	2.6
冬菇(干)	86	32.3	芝麻酱	100	5.9
海带(水浸)	100	0.9	酱油	100	2.3
金针菇	100	2.7	醋	100	0
鲜蘑	99	2.1	芥末	100	7.2
黑木耳(干)	100	29.9	陈皮	100	20.7
紫菜	100	21.6	茯苓	100	80.9
核桃	43	9.5	甘草	100	38.7
山核桃	30	7.8	枸杞子	98	16.9
花生仁(生)	100	5.5	藿香	100	37.6
葵花子(炒)	52	4.8	菊花	100	15.9
栗子(鲜)	80	1.7	砂仁	100	28.6
白瓜子(炒)	68	4.1	乌梅	34	33.9

续 表

食物品种	食部%	粗纤维 g	食物品种	食部%	粗纤维 g
松子仁	100	10	沙棘	85	0.6
杏仁	100	19.2	菠萝	68	1.3
西瓜子(炒)	43	4.5	草莓	97	1.1
芝麻(黑)	100	14	草莓酱	100	0.2
榛子	21	8.2	橙	74	0.6
艾窝窝	100	0.29	柑	77	0.4
饼干	100	1.1	橄榄	80	4
奶油蛋糕	100	0.6	桂圆	50	0.4
茯苓夹饼	100	6.5	果丹皮	100	2.6
江米条	100	0.4	海棠	86	1.8
驴打滚	100	1.9	黑枣	98	2.6
面包	100	0.5	山楂	76	3.1
李子	91	0.9	金桔	89	1.4
梨	75	2	桔	78	0.7
芒果	60	1.3	荔枝	73	0.5
苹果	76	1.2	柠檬	66	1.3
枇杷	62	0.8	苹果酱	100	0.3
桑葚	100	4.1	葡萄	86	0.4
石榴	57	4.9	葡萄干	100	2.9
无花果	100	3	桃	86	1.3
桃酱	100	0.5	香蕉	59	1.2
杨梅	82	1	杏	91	1.3
樱桃	80	0.3	椰子	33	4.7
枣(鲜)	87	1.9	柚	69	0.4

附录5　常见食物含钾量
（单位：毫克/100克食部）

食物	钾	食物	钾	食物	钾
口蘑	3106	桂圆（干）	1348	黄花菜	1363
紫菜	2083	菜干	883	干红枣	514
银耳	1254	木耳	875	苋菜	380
香菇	1228	雪里蕻	281	苦瓜	343
冬菇	599	荠菜	262	竹笋	300
榨菜	490	空心菜	243	油菜	278
荸荠	308	菜花	237	香菜	272
土豆	308	香椿	172	菠菜	262
玉米	255	橙子	172	扁豆	194
蘑菇	236	柑橘	169	番茄	189
藕	215	蒜苗	167	青葱	186
红薯	195	葱头	160	丝瓜	171
挂面	100	白萝卜	98	芹菜	161
小麦粉	94	南瓜	85	豇豆	149
稻米（粳）	78	绿豆芽	82	黄豆芽	141
藕粉	35	青菜	82	柿子	135
面条（煮）	15	鸭梨	78	韭菜	121
淀粉	8	葡萄	59	西瓜	87

附录6　常见食物含铁量

（单位：毫克/100克食部）

食物名称	铁	食物名称	铁
红萝卜	0.1	青豆	8.5
荠菜	11	糯米	1.4
菠菜	1.7	松子	5.2
萝卜缨	1.4	南瓜子	6.7
油菜	1.1	蚕豆	4.4
雪里蕻	2.5	豆腐干	3.0
小白菜	2.1	油豆腐	2.3
芹菜	8.4	黑豆	7.0
韭菜	1.3	大豆	8.3
苦瓜	0.6	干酵母	18.2
豇豆	1.2	瘦猪肉	1.1
樱桃	0.4	猪舌	2.4
杏干	0.3	瘦牛肉	2.2
干枣	1.9	羊肝	9.4
黑枣	1.2	猪肾	3.9
西瓜	0.2	牛肝	7.6
杏仁	1.3	牛肾	8.4
干桂圆	0.7	羊肾	11.1
冬菇	7.3	羊舌	14.4
紫菜	46.8	鸡胸肉	0.9
海带	10.2	鸡心	4.7
虾皮	16.5	鸡胗	5.4
淡菜	12.4	鸡肝	8.5
海蜇	17.6	鸡蛋	1.2
带鱼	1.6	蛋黄	10.5
海米	13.2	干贝	7.3
黑木耳	11.9	海参	11.4
黑芝麻	26.3	芝麻酱	10.1
精白粉	1.5	金针菜	12.6
小米	5.6	标准粉	2.5
红小豆	6.7	豌豆	6.1

附录7 常见食物中的含水量

食物名称	数量	含水量（毫升）
米粥	1两	400~440
米饭	1两	120~130
面条（带汤）	1两	200~250
面条（不带汤）	1两	100
牛奶	1袋	200
馄饨	1两	350~400
饺子	1两	60~80
包子	1两	40~50
馒头	1两	20~25
鸡蛋羹	1份	150
煮鸡蛋	1个	25~30
桔子	100克	50
苹果	100克	85
香蕉	100克	77
梨	100克	89
桃	100克	88
葡萄	100克	88
黄瓜	100克	96
松花蛋	100克	67

附录8　中国居民膳食能量推荐摄入量（单位：千卡/天）

年龄（岁）	男	女
0～	95Kcal/kg 体重	
0.5～	95Kcal/kg 体重	
1～	1100	1050
2～	1200	1150
3～	1350	1300
4～	1450	1400
5～	1600	1500
6～	1700	1600
7～	1800	1700
8～	1900	1800
9～	2000	1900
10～	2100	2000
11～	2400	2200
14～	2900	2400
18～		
轻体力活动	2400	2100
中体力活动	2700	2300
重体力活动	3200	2700
孕妇（4～6个月）		+200
孕妇（7～9个月）		+200
乳母		+500
50～		
轻体力活动	2300	1900
中体力活动	2600	2000
60～	1900	1800
70～	1900	1700
80～	1900	1700

附录9　中国居民膳食蛋白质适宜摄入量（单位：克/天）

年龄/岁	蛋白质适宜摄入量	
	男	女
0～	1.5～3g/kg体重	
1～	35	35
2～	40	40
3～	45	45
4～	50	50
5～	55	55
6～	55	55
7～	60	60
8～	65	65
10～	70	65
11～	75	75
14～	85	80
18～	1.0g/kg体重	
轻体力劳动	75	65
中体力劳动	80	70
重体力劳动	90	80
60～	75	65

附录 10　中国居民膳食脂肪适宜摄入量

（单位：脂肪产能量占总能量的百分比%）

年龄/岁	脂肪	SFA	MUFA	PUFA	(n－6)：(n－3)	胆固醇（毫克）
0～	45～50				4:1	
0.5～	35～40				4:1	
2～	30～35				(4～6):1	
7～	25～30				(4～6):1	
13～	25～30	<10	8	10	(4～6):1	
18～	20～30	<10	10	10	(4～6):1	<300
60～	20～30	6～8	10	8～10	4:1	<300

附录 11　中国居民膳食钙适宜摄入量（单位：毫克/天）

年龄组	钙适宜摄入量	年龄组	钙适宜摄入量
0～	300	14～	1000
0.5～	400	18～	800
1～	600	50～	1000
4～	800	孕中期	1000
7～	800	孕晚期	1200
11～	1000	乳母	1200

附录 12 中国居民膳食磷适宜摄入量（单位：毫克/天）

年龄组	磷适宜摄入量	年龄组	磷适宜摄入量
0～	150	11～	1000
0.5～	300	14～	1000
1～	450	18～	1000
4～	500	孕妇	700
7～	700	乳母	700

附录 13 中国居民膳食钾适宜摄入量（单位：毫克/天）

年龄组	钾适宜摄入量	年龄组	钾适宜摄入量
0～	500	11～	1500
0.5～	700	14～	2000
1～	1000	18～	2000
4～	1500	孕妇	2500
7～	1500	乳母	2500

附录 14 中国居民膳食钠适宜摄入量（单位：毫克/天）

年龄组	钠适宜摄入量	年龄组	钠适宜摄入量
0～	200	11～	1200
0.5～	500	14～	1800
1～	650	18～	2200
4～	900	孕妇	2200
7～	1000	乳母	2200

附录 15　常见食物的酸碱性表

酸性食物	碱性食物	中性食物
肉类	牛奶	糖
鱼类	青菜类	油脂
家禽	土豆	淀粉
谷类	鲜蘑菇	饮料
奶酪	鲜豆类	咖啡
蛋类	干豆类	茶
葡萄干	水果	
花生	杏仁	
核桃	栗子	